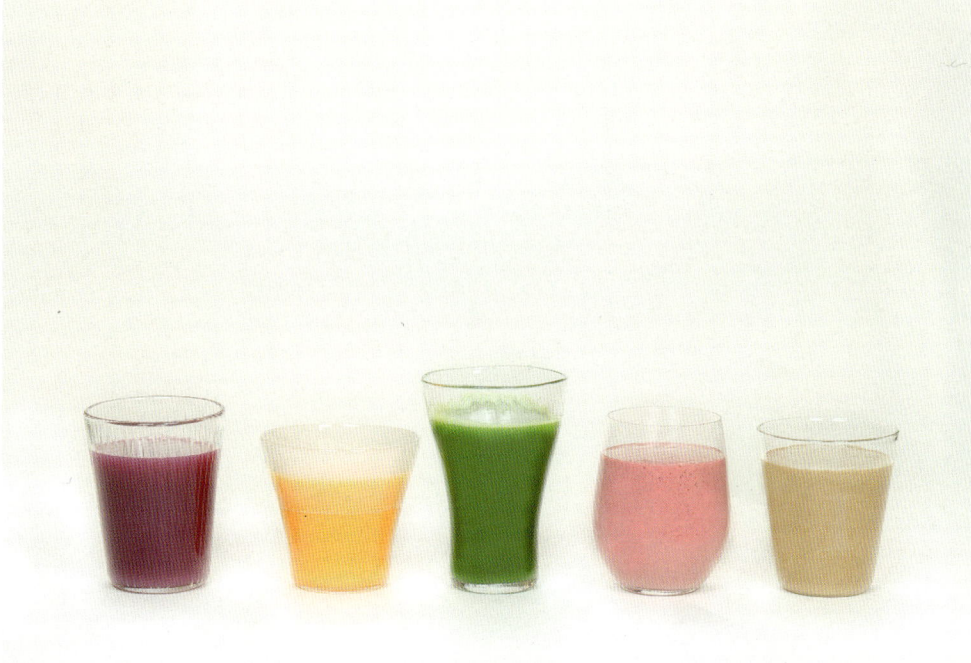

Let's start eating
Living Foods!

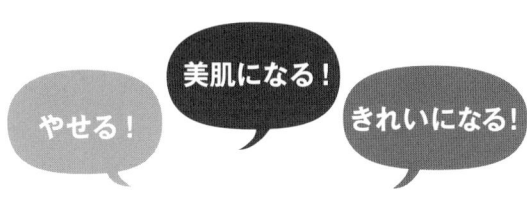

酵素たっぷりレシピ

リビングフードをはじめましょう

日本リビングフード協会代表
いとうゆき

二見書房

はじめに

この本でご紹介するのは、生きた酵素がたっぷり含まれている「リビングフード」という食事法です。

リビングフード（Living Foods）とは、「生きている食べ物」を意味する言葉。「ローフード（Raw Foods＝生の食べ物）」もほぼ同じスタイルの食事法で、どちらも食材を加熱せずに生で食べるのが特徴です。

リビングフードで生きているのは、食べ物に含まれている「酵素」です。酵素は私たちの体の中にもあって、生命活動を支えるとても大切なもの。でも、体の中で作られる酵素の量には限りがあり、年をとるとどんどん酵素の生産能力は減っていってしまいます。

そこで、食べ物に含まれる生きた酵素をとり入れることで、健康面はもちろん美容にもとてもいい効果があるのです。

ところが、酵素は熱に弱く、46〜48℃以上に加熱すると破壊されてしまいます。加熱した食品や加工食品には、生きた酵素はまったく含まれていません。こういう食事ばかりをとっていると、体に大きな負担がかかります。

48℃以上に加熱しないことで、酵素を生きたまま体にとりこむ食事、それ

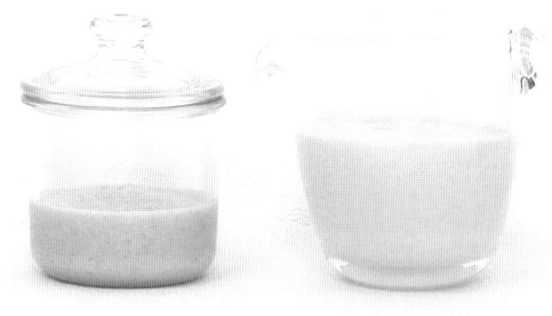

がリビングフードなのです。

野生の動物はもちろん、古代の人類も、すべて生のものを食べていました。酵素栄養学者のエドワード・ハウエル博士は、「加熱したり、加工したりする食生活になってから、あらゆる病気がはじまった」といっています。最近ではさらに、アレルギー体質や生活習慣病の人も増えてきています。

私自身、体の不調からさまざまな健康食を試し、リビングフードと出会いました。いまはすっかり健康をとり戻し、食を見直すことの大切さを身をもって感じています。料理教室の生徒さんたちからも、「やせた」「肌がきれいになった」「便秘が解消された」「冷え性がよくなった」という声がたくさんあがっています。

でも、いくら健康によくても、おいしくて簡単でなければ続きませんね。その点でもリビングフードは合格点。生ジュースやサラダだけでなく、スープ、おかず、主食、デザートまで、バラエティに富んだおいしいメニューがたくさんあります。また、加熱しないので調理も簡単。どなたでもおいしく作ることができます。さらに、「どれだけ食べてもいい」という、量に制限がない食事であるのもうれしいですね。

いいことづくめのリビングフード、あなたも気軽に、できるところからはじめてみませんか？

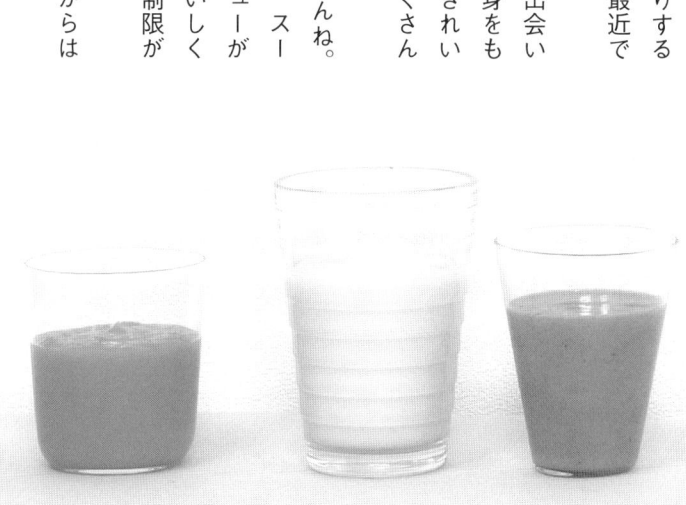

contents

はじめに 2

chapter1 酵素たっぷり・リビングフードをはじめましょう

酵素たっぷり最適食材 18
3つのおすすめプログラム 16
リビングフードのはじめ方 14
女性にうれしい6つの効果 10
こんなに大切！ 酵素のはたらき 8

chapter2 酵素たっぷり・リビングフードレシピ

〔朝食〕 26

☆ ドリンク

マンゴーとオレンジのスムージー 28
青菜と梨のグリーンジュース 28
紫キャベツとパイナップルのジュース 28
りんごとオクラのスムージー 30
ラズベリーとクコの実のスムージー 30
バナナソイラテ・スムージー 31
バナナ抹茶ラテ・スムージー 31
グレープフルーツとセロリのスムージー 32
キウイフルーツとパイナップルのスムージー 32
トマトとアボカドのスムージー 32
りんごとキャベツのジュース 34
メロンメロンジュース 34
みかんと長いものスムージー 35
きゅうりのジュース 35
大根といちごのスムージー 36
梅干としょうがの番茶 36
ミントのハーブティー 37
ローズマリーとしょうがのハーブティー 37

✡ サラダ

- トマトのカプリーゼ 38
- ブリトー・サラダ 40
- チョレギ・サラダ 42
- ナッツのツナ風サラダ 44
- 大根とにんじんのフィットチーネサラダ 45
- 海藻とベリーのサラダ 46
- コールスローサラダ 47

✡ ドレッシング&ディップ

- ごまドレッシング 48
- にんじんとみかんのドレッシング 48
- しいたけドレッシング 50
- キウイフルーツのドレッシング 50
- タルタルソース 51
- グリーンオリーブのディップ 51

〔昼食〕52

✡ スープ

- パパイアのデザートスープ 54
- ズッキーニヌードル入りオクラスープ 56
- ガスパッチョ 58
- コーンチャウダー 59
- みそスープ 60
- セロリのクリームスープ 61

✡ おかず

- ベジミートのレタスバーガー 62
- マッシュルームの詰め物 64
- パワー納豆鉢 66
- なめみそとイタリアンふりかけ 68
- リビングフードぎょうざ 69
- ひじきのピリ辛あえ 70
- セロリのしょうゆ漬け 71
- リビングフード野菜炒め 72
- かぶの甘酢漬け 73

〔夕食〕74

✡ **メイン**

巻きずし 76
3種類のパスタソース 78
生春巻き 80
カリフラワーライスとチンゲン菜のあえもの 82
冷やしとろろうどん 84
スープカレー 85

✡ **ナッツ**

ナッツチーズとおつまみナッツ 86
ナッツクリーム 88
ナッツミルク 89

✡ **デザート**

キウイフルーツのアイスタルト 90
キャラメル＆トリュフ 92
りんごとにんじんのプディング 94
バナナアイスクリームの
チョコレートソースがけ 95

chapter3
もっと知りたい酵素食のこと

酵素をとりこむ食事のポイント 98
酵素ドリンクを作りましょう 100
酵素ドリンクQ＆A 102
リジュベラックを作りましょう 104
あると便利な調理器具 106
酵素たっぷり・リビングフードQ＆A 108

コラム 24　96

撮影　シヲバラタク
スタイリング　大畑純子
執筆協力　宮野明子
ブックデザイン　阪戸美穂
　　　　　　　　堀いずみ

酵素たっぷり・
リビングフードを
はじめましょう

Living Foods

＊こんなに大切！ 酵素のはたらき

体内で作られる消化酵素、代謝酵素を、食事に含まれる食物酵素でサポート

リビングフードは、生きた酵素を体にとりこむ食事法です。では、そもそも酵素とはどんなはたらきをするものなのでしょうか？

酵素は発見されているだけで約5000もの種類がありますが、大きく「消化酵素」「代謝酵素」「食物酵素」の3つに分けられます。消化酵素と代謝酵素は、私たちの体の中で作ることができる酵素です。

消化酵素は食事をしたときに分泌されるだ液、胃液などに含まれ、食べ物を消化し吸収しやすい形にするはたらきがあります。たとえば、だ液にはアミラーゼという酵素が含まれ、でんぷんを分解します。ほかにも脂肪を分解するリパーゼ、たんぱく質を分解するプロテアーゼなどの消化酵素があります。

代謝酵素は、生命活動すべてにかかわるといえます。内臓や筋肉を動かす、細胞の新陳代謝を行う、免疫を活性化させる、脂肪を燃焼させる、老廃物や毒素を排出する……など体の活動すべてに必要となる酵素です。

酵素はそれぞれにちがう役割をもち、体内にある酵素の割合は個人差があるため、これによって体質が決まります。たとえば、タバコを吸って肺がんになる人もいますが、元気で長生きする人もいますね。同じように食べても太りやすい人、太りにくい人もいれば、お酒を飲んで酔う人、酔わない人もいます。こうした体質のちがいは、その人がもつ酵素の割合のちがいが関係していると考えられています。

私たちの酵素の生産能力には限りがあります。暴飲暴食をすればそれを消化するために多くの消化酵素が作られ、その分、代謝酵素は減ってしまいます。反対に、体にやさしい消化しやすい食事なら、消化酵素をあまり使わなくてすむため、代謝酵素にまわすことができます。代謝酵素が十分にあれば、生きるために最低限必要な基礎代謝のほかに、病気を治す、頭を活性化する、肌をきれいにするなど、さまざまな用途に使えるのです。

第三の酵素＝食物酵素は、食べ物に含まれ消化をうながすはたらきがあります。食物酵素を積極的にとれば、体内での消化酵素の生産量を節約して代謝酵素の生産にまわすことが可能になります。

これこそ、リビングフードのめざす「生きた酵素を積極的に体にとりこむ」健康的な食生活。代謝酵素をより多く生産できれば、新陳代謝はよくなり、免疫力や自然治癒力もアップします。その結果として、体の不調が改善され、美容面でもさまざまな効果が期待できるのです。

＊女性にうれしい6つの効果

冷え性、便秘、アレルギー体質などの改善から、アンチエイジング、デトックス、ダイエットまで。

野菜中心の食事には、体を内側から活性化させ、毒素を排出して浄化していく力があります。リビングフードの場合はとくに、生の食材で生きた酵素をたっぷりとり入れることができるので、さまざまなうれしい効果が期待できます。

食事をリビングフードに切り替えると、早い人で数日、遅い人でも1か月半ぐらいで体調に変化が表れるでしょう。おもな効果としては、次のようなことがあげられます。

一 体質改善効果

毎日の食事で生きた酵素をたっぷりととると、消化酵素を節約することができます。いままで動物性食品や加熱食の消化に使われていた体内の酵素が節約できると、その分、代謝酵素の生成が高まるといわれています。これにより血液循環がよくなる、新陳代謝が活発になる、免疫細胞が正常にはたらくようになるといった効果が。その結果として、冷え

性やアレルギー体質の改善が期待できます。

リビングフードは、女性に多い便秘に効くのもうれしいポイント。便秘や下痢といった胃腸の不調をととのえたい場合は、とくに朝食をスムージーや生ジュースのみにするのがおすすめ。午前中の排泄の時間帯に胃腸を休めることで、自然な排泄が習慣づけられるようになります。

㈡ 色白の美肌に！

代謝酵素のはたらきがよくなると新陳代謝が高まり、肌にもよい影響が出ます。また野菜やフルーツを生で食べることで、食物繊維やビタミン類も十分にとれるため、色白で日焼けに強い美肌を作ることができます。

ビタミンやミネラルなどの微量栄養素はすべて、酵素を補う「補酵素」なので、食物酵素とともにとり入れることで効果がアップ！　体内から酵素で肌を活性化させることによって、スキンケアのための美容液やサプリメントも、より効果的に作用するようになるのです。

㈢ アンチエイジング効果

体内の酵素生産能力は、年をとるにつれ次第に減っていきます。とくに40歳を過ぎると急激に減りはじめ、70歳では20歳のときの30分の1にまで減るといわれています。

酵素は細胞の活性化に大きくはたらいているので、これが減ってくれば当然、年とともに肌や筋肉の若々しさも失われることに……。酵素を増やすことはできませんが、多くの食物酵素をとり入れることで、ムダ遣いを防ぐことは可能です。

生きた食物酵素を積極的にとれば、肌や筋肉もみずみずしく、体の内側から若さを保つアンチエイジング効果につながります。

㈣ 疲れにくくなる

いままでと同じような生活をしていても、疲れやすくなったり、疲れがなかなかとれなくなったと感じることもあるでしょう。食物酵素をとり消化がスムーズになれば、体にかかる負担が軽くなり、疲れにくくイキイキと活動できるようになります。

体を若返らせることができれば、こうした症状も改善されてきます。

㊄ デトックス効果

人の体内には、余分な排泄物や毒素がたまっており、これを効率的に排出するためのデトックス（毒だし）も大切です。リビングフードは食事によって、自然にデトックス効果が期待できるのも特徴です。

新陳代謝が高まり、スムーズな排泄ができるようになれば、余分な老廃物を排出しやすくなるためです。体にたまった有害物質を解毒する力も、自然にアップさせることができます。

㊅ ダイエット効果

食事でとった栄養を効率的に使い、体内に余分な老廃物をためこまなくなれば、代謝がよくなり脂肪を燃やしやすくなります。つまり、デトックス効果はそのまま、ダイエットにもつながっていくのです。

リビングフードでは揚げ物や加工食品をとらないので、自然に低カロリー食となります。

暴飲暴食もしなくなり、やせやすい体質になるので、リバウンドの心配もありません。

＊リビングフードのはじめ方

すべてリビングフードにしても、少しずつでもOK！
ムリのない方法ではじめてみましょう

酵素たっぷりのリビングフードを食事にとり入れると、新陳代謝が活発になり便秘や肌荒れが解消されたり、冷え性やアレルギー体質の改善にもつながります。食べ物の消化、吸収がよくなるので、体にたまった毒素を排出するデトックス効果が得られ、効率よく脂肪を燃焼してダイエットにもなるのです。

食事をすべてリビングフードに切り替えると、早い人は2、3日ですぐに変化があるでしょう。お通じがよくなったり、体が軽くなるという人が多いようです。遅くても1か月半続ければ効果が現れます。体の細胞は約6週間の周期で生まれ変わるので、肌が白く、きれいになったり、疲れにくくなってくるのがわかるでしょう。

人によっては、急に食生活を変えると、アレルギーのような反応が出るケースもあります。たいていの場合は、体の毒素が排出されての好転反応が出ているだけで、2、3日ほどで自然に治まります。ただし、ナッツなど一部の食材にアレルギーがある人もいるので、病院で調べるなど注意してください。

リビングフードでは生野菜をたくさん食べるので、体が冷えるのではと心配する人もいるでしょう。

たしかに生野菜は、食べたときは一瞬、体を冷やすことになります。けれども、生野菜に含まれる酵素により食べたものがエネルギー（熱）に変換されやすくなるので、結果的に体を冷やすことはありません。体に酵素がたくわえられてくると、次第に冷えにくい体質になってきます。冷え性で心配な人は、はじめは海藻やドライフルーツなどからとり入れるとよいでしょう。

メニューとしては野菜を生でそのまま食べたり、ジューサーやミキサーでドリンクにするのもおすすめ。また、肉やチーズ、マヨネーズのような〝もどきメニュー〟もあるので、次章からのレシピを参考にしてください。

食べ物すべてを切り替えなくても、積極的に生の野菜、果物などをとり入れることで、食生活を改善することは可能です。その場合は、リビングフードを食事のはじめに食べるのがポイント。生野菜や果物をはじめに食べて食物酵素をとっておけば、あとから入ってくる加熱食も消化しやすくなるからです。

体に大切な酵素をムダ遣いしてしまうような加工食品、インスタント食品、カフェイン、アルコール、動物性食品などを控えて、食事の何割かをリビングフードに切り替えるだけでも効果的です。

✳︎ 3つのおすすめプログラム

朝食か夕食を切り替える。
または週末を切り替える

1日1食をリビングフードにするなら、朝か夜を替えるのがおすすめです。人の体のサイクルとして、午前中は前日に食べたものを排泄する時間帯。朝にお通じがあるのが理想的なので、朝食は軽めがよいのです。

昼から夜8時頃までは消化の時間になるので、比較的しっかり食べても大丈夫。肉や加熱食をとるなら、昼に食べるのがもっとも体の負担にならなくてすみます。夜は吸収の時間帯に当たります。朝食をきちんととりたい人は、夜の1食をリビングフードにするとよいでしょう。

平日に実行しにくいなら、週末にとり入れて体をリセットする方法もあります。

おすすめプログラム①
朝食を切り替える

朝から重い食事をとると、排泄に使うべきエネルギーが消化に費やされ、疲れやすくな

ったり便秘の原因にもなります。朝は、就寝中に失った体内の水分を補い、適度に血糖値をあげて脳を目覚めさせる食事を。メロン、すいかなど水分の多いフルーツのスムージーや、野菜ジュースなどのドリンクにするとよいでしょう。

おすすめプログラム②
夕食を切り替える

夜は食べたもの、飲んだものが栄養として体に吸収されます。リビングフードは加熱食よりも低カロリーのものが多いので、夕食を切り替えることはダイエットをしたい人にはとくにおすすめです。フルーツやナッツを控えたメニューなら、好きなだけ食べてもOK。体がむくみやすい人は、塩分を控えたメニューにしましょう。

おすすめプログラム③
週末を切り替える

金曜の夜の夕食を控えめにし、食前または食後1、2時間以上たってから、きゅうりのジュース（p.35）を飲んでデトックス効果をアップさせます。土日の朝はスムージーまたはジュース、昼と夜は次章のレシピから好みで選んで。月曜の朝はジュースのみにし、昼から普通の食事に戻しましょう。

☆ 酵素たっぷり最適食材

**生きた酵素がたっぷりとれる、主な食材を紹介します。
季節に合わせた旬のものをとり入れましょう**

リビングフードでいただくのは、野菜、果物、海藻・のり、天日干し野菜・ドライフルーツ、種実類・豆類、発酵食品など、加熱していない生の植物性の食材です。これらの食材にはすべて酵素が含まれています。生でも、刺身や生肉は動物性で消化されにくいのでいただきません。乳製品や卵なども同じです。

野菜や果物は生のまま、皮もあくもいっしょに食べることができる限り有機無農薬栽培のものを選びましょう。また、旬の時期に食べることもポイントです。

調味料は、塩、しょうゆ、みそが基本です。酢はアミラーゼのはたらきを抑制するので使わず、レモンやかぼすで代用します。加熱処理していないりんご酢、梅酢は多少使ってもよいでしょう。市販のソース、ケチャップ、マヨネーズなどは基本的に使いません。油は、植物性の低温圧搾で抽出されたごま油、えごま油、しそ油、オリーブオイル、亜麻仁油など。甘みには、砂糖ではなくメープルシロップやアガベなどの植物性のものや、ドライフルーツを利用します。

野菜

リビングフードの中心食材。有機無農薬栽培のものを皮ごと使うのがベストで、さらに国産の旬のものであれば理想的です。ほかにも、キャベツ、ピーマン、玉ねぎ、小松菜、かぶ、長いも、マッシュルームなど、種類を多くとりましょう。

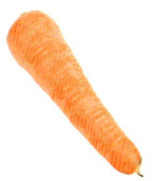

にんじん
サラダにもジュースにも最適。皮のすぐ内側の栄養価が高いので、無農薬のものを皮ごと食べるとよい。

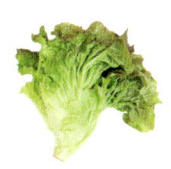

サニーレタス
葉物野菜はサラダのほか、具を巻いたりするのもおすすめ。レタス、サラダ菜、フリーツレタスなどお好みで。

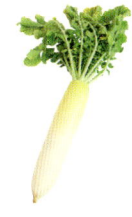

大根
アミラーゼ、ジアスターゼなど多くの酵素を含み、胃もたれを予防する。解毒作用もある。

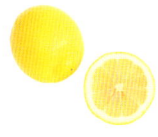

レモン
酢の代わりに味つけ、ドレッシングなどにも。ビタミン類が豊富。クエン酸も多いので疲労回復効果あり。

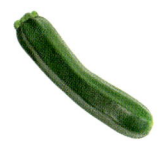

ズッキーニ
スライスして巻く、パスタ風に使うなど、さまざまなアレンジが可能。きゅうりで代用してもOK。

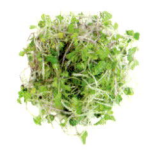

スプラウト類
多種の酵素を含み、栄養価、エネルギーともに高い。ブロッコリー、そば、クレス、マスタードなどがある。

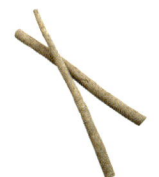

ごぼう
おろしたり、こまかく切って料理に使う。食物繊維が豊富で、冬の旬の時季に積極的にとりたい根菜。

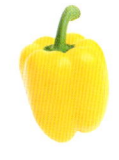

パプリカ
ビタミンCが豊富な、肉厚で扱いやすい野菜。鮮やかな赤や黄色が料理のアクセントに。

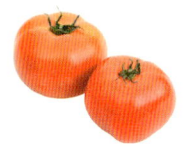

トマト
リビングフードではフルーツの分類。夏に出る露地物がもっとも栄養価が高い。ビタミンC、カリウムが豊富。

果物

果物はジュース、スムージー、デザートのほか、サラダやスープなどに幅広く使います。季節の旬のもので有機無農薬栽培のものを選ぶこと。ダイエット目的の方は、バナナ、パパイア、柿などの糖分の多い果物はやや控えたほうがよいでしょう。

アボカド
脂肪を分解する酵素リパーゼなど、酵素が豊富。コレステロールを下げる不飽和脂肪酸、老化防止のビタミンEも含む。

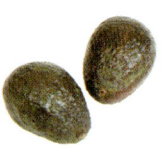

バナナ
炭水化物を分解するアミラーゼなどの酵素や、水分代謝を高めてむくみを防ぐカリウムが豊富。スムージー、デザートに。

りんご
活性酸素をとり除いて無毒化する酵素SODを含む。「1日1個のりんごは医者を遠ざける」というほど栄養価が高い。

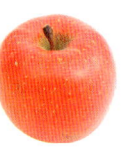

オレンジ
ジュースだけでなく、ドレッシング、ソースなどにも活用できる。旬は初夏。冬は国産のみかんを。

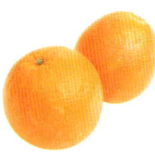

海藻

海藻には補酵素としてはたらくミネラルが豊富。陸でとれる野菜とはちがう栄養素が含まれるため、積極的にとりましょう。購入の際は、酵素が生きている天日干しか生のものを。のりは天日干しなので、リビングフードとして使えます。

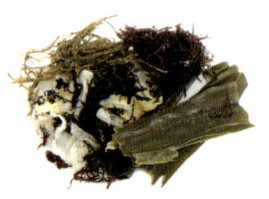

天日干し野菜・ドライフルーツ

野菜や果物は天日で干すことで、味が濃縮され、生のものとはちがった歯ごたえも楽しめます。ドライフルーツは砂糖漬けでない、干しただけのものを選びましょう。甘みとして、料理やデザートに使います。

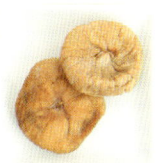

干しいちじく
消化酵素のフィシン、食物繊維、カリウムが豊富で、便秘やむくみ解消によい。

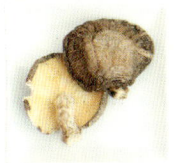

干ししいたけ
ぬるま湯で戻して、細かく切ればそのまま使える。戻し汁はだしとして活用。おろし金で粉末にして使うことも。

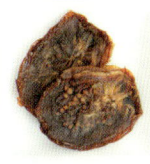

ドライトマト
イタリアンに使われるドライトマトは、生トマトよりも濃厚な味が出るのでソース作りに最適。

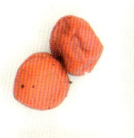

梅干し
日本古来のドライフルーツ。クエン酸が消化をうながし、食欲増進、疲労回復にもよい。

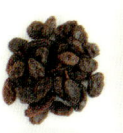

レーズン
手軽に手に入るポピュラーなドライフルーツ。料理に一味、加えたいときに。

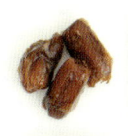

デーツ
なつめやしの果実をドライにしたもので、自然な甘みがある。なければ干し柿で代用してもよい。

天日干しのやり方

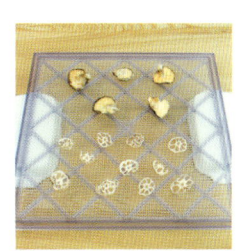

天日干し野菜はご自宅で簡単に作ることができます。野菜をスライスし、網に広げて干しましょう。干す時間は夏場では半日から、長くても2、3日。きゅうり、しいたけ、パプリカ、セロリ、きのこ類など、いろいろな野菜でできます。干した野菜はフードプロセッサーにかけてだしやペーストとして使ったり、そのままドレッシングをかけてサラダにしてもOK。生臭さがなくなり、炒めたような味わいになります。

種実類・豆類

ナッツや種はローストしていない生のものを選びます。乾燥したナッツや種は酵素が休眠しているので、浸水させて目覚めさせる（スプラウト）ことが重要。リビングフードでは貴重なたんぱく質源で、サラダにおかずにデザートにと大活躍します。

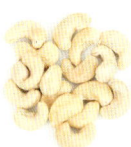

カシューナッツ
フードプロセッサーにかけるとなめらかな質感が出るので、生クリームやクリームスープのコクを出すのに使うとよい。

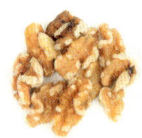

くるみ
ナッツ類の中でも脂質が多い。たんぱく質、ミネラル、ビタミン類も多く含んでおり、栄養価は高い。

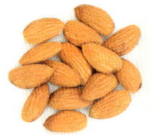

アーモンド
ナッツの中でもっともアルカリ性に近く体にやさしい。油が少ないので、ナッツミルクなどに使うと飲みやすい仕上がりに。

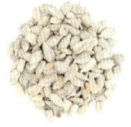

ひまわりの種
空気を含みフワッとした食感があるので、料理を軽く仕上げたいときに加えるナッツとして最適。

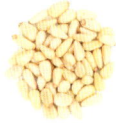

松の実
油分が多いので、肉料理風のメニューに使うと肉らしい味わいが出せる。チョコレート系デザートのつなぎなどにも。

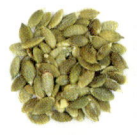

かぼちゃの種
サクッとした食感や、グリーンの色合いがよいため、料理のトッピングに最適。そのままサラダやデザートに加えても。

スプラウトのやり方

乾燥したナッツや種は発芽しないように休眠しているため、このままでは酵素が抑制されている状態です。食べる前に水に浸して目覚めさせ、酵素抑制物質を抜きましょう。1日水につけると発芽する状態に入り、酵素抑制物質が抜けて栄養価も高まります。発芽したばかりで食べるスプラウトも、同じように栄養価が高いもの。市販品を買ってもよいのですが、水でぬらしたカット綿に種をまくだけで、簡単に自家栽培もできます。

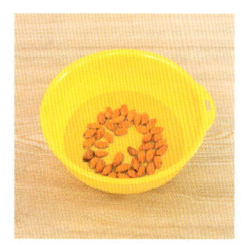

調味料・その他

リビングフードでは、基本的に市販のソースやドレッシング類は使いません。調味料や油、甘味料も添加物の入っていない質のよいものを選びましょう。その他の食品としては、塩麹、納豆、漬け物、キムチなど植物性の発酵食品があります。

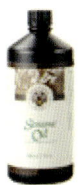

ごま油
茶色く香りが強いタイプは炒りごま油なので、色が薄い低温圧搾で作られたものを選ぶとよい。

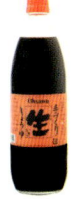

しょうゆ
原材料が大豆、小麦、食塩だけなどシンプルで、よけいな添加物が入っていないものを選ぶこと。

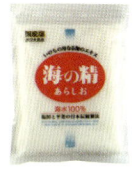

塩
精製されていない伝統塩。粒子の粗い岩塩だと溶けきらずに残ってしまうので、天日干しの海塩のほうがよい。

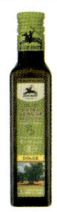

オリーブオイル
エキストラバージンオリーブオイルのほうが、より香りが高い。料理によって適したものを使い分けるのがおすすめ。

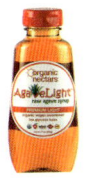

アガベシロップ
メキシコなどの砂漠に生育する多肉植物、アガベ（和名はリュウゼツラン）から採取された甘味料。くせのない甘み。

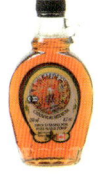

メープルシロップ
カナダのカエデの樹液を採取して煮詰めた自然の甘味料。リビングフードでは砂糖は使わないのでメープルシロップが便利。

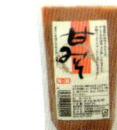

みそ
熟成させるための添加物などを使わず、昔ながらの長期熟成方法で作られたものがよい。白みそは洋風でクリーミーな料理に、豆みそはコクを出したい料理に便利。

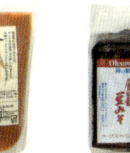

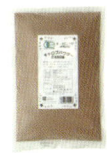

キャロブパウダー
キャロブ（いなご豆）のさやを乾燥させたパウダーで、ココアのような風味と甘みがある。チョコレートの代わりに使う。

▶ それぞれの調味料の商品名と問い合わせ先は p.112 に掲載してあります。

私とリビングフードとの出会い

私がリビングフードに出会ったきっかけは、自分自身の病気治療でした。忙しいOL時代に、乱れた食生活とストレスが原因で過敏性腸症候群を発症。毎日ひどい腹痛に悩まされ、そのうち手荒れまでひどくなって病院通いをはじめましたが、症状が消えることはなく薬が手放せなくなりました。あとでわかったのですが、この薬にはステロイドが入っていて、薬をやめると顔や全身に湿疹が出てしまったのです。

あらゆる代替療法を試し、数年をへて最終的に食事療法にたどりつきました。英語では「You're what you eat」と言いますが、まさに、私たちの体を構成するひとつひとつの細胞は、私たちが食べたものでできています。私は病気になってはじめて、それを実感しました。

時々「毎日リビングフードしか食べないのですか？」と聞かれます。たしかに病気のときは徹底してリビングフードだけのこともありましたが、健康をとり戻したいまは、季節や体調に応じて、加熱食とリビングフードをバランスよく組み合わせるようにしています。

面白いことに、リビングフードに体が調和してくると、体がいま何を欲しているかわかるようになってきます。生食しかしない野生動物は、病気のとき、消化酵素のムダ遣いを防ぎ、病気と闘うための体内酵素を増やすため、食事をとらずにじっとうずくまっています。毒気のあるものを食べたときは、解毒作用のある植物を食べます。

生食を多くすると、どうやら私たち人間も、野生のカンが研ぎ澄まされてくるようです。

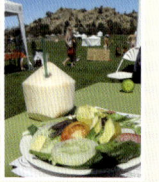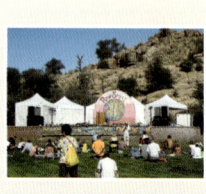

リビングフードのイベントにも積極的に参加しています。写真はアリゾナで開催された「Raw Spirit Festival」の様子と食事。

酵素たっぷり・
リビングフードレシピ

Living Foods recipes

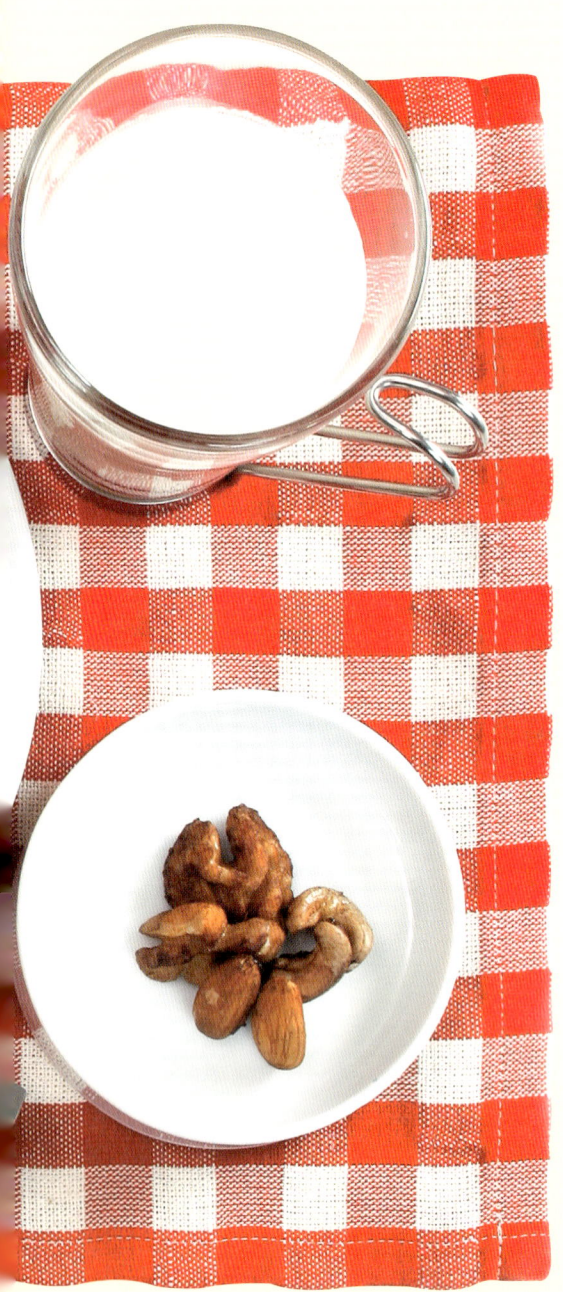

朝食

午前中は前日に食べたものを排泄する時間帯です。
朝食には、ドリンクやフルーツ、サラダがおすすめ。
起きぬけには1杯の生ジュースやスムージーで、
11時頃にフルーツやナッツをつまむのもいいでしょう。

◀

ナッツミルク（p.89）
おつまみナッツ（p.86）
フルーツの盛り合わせ

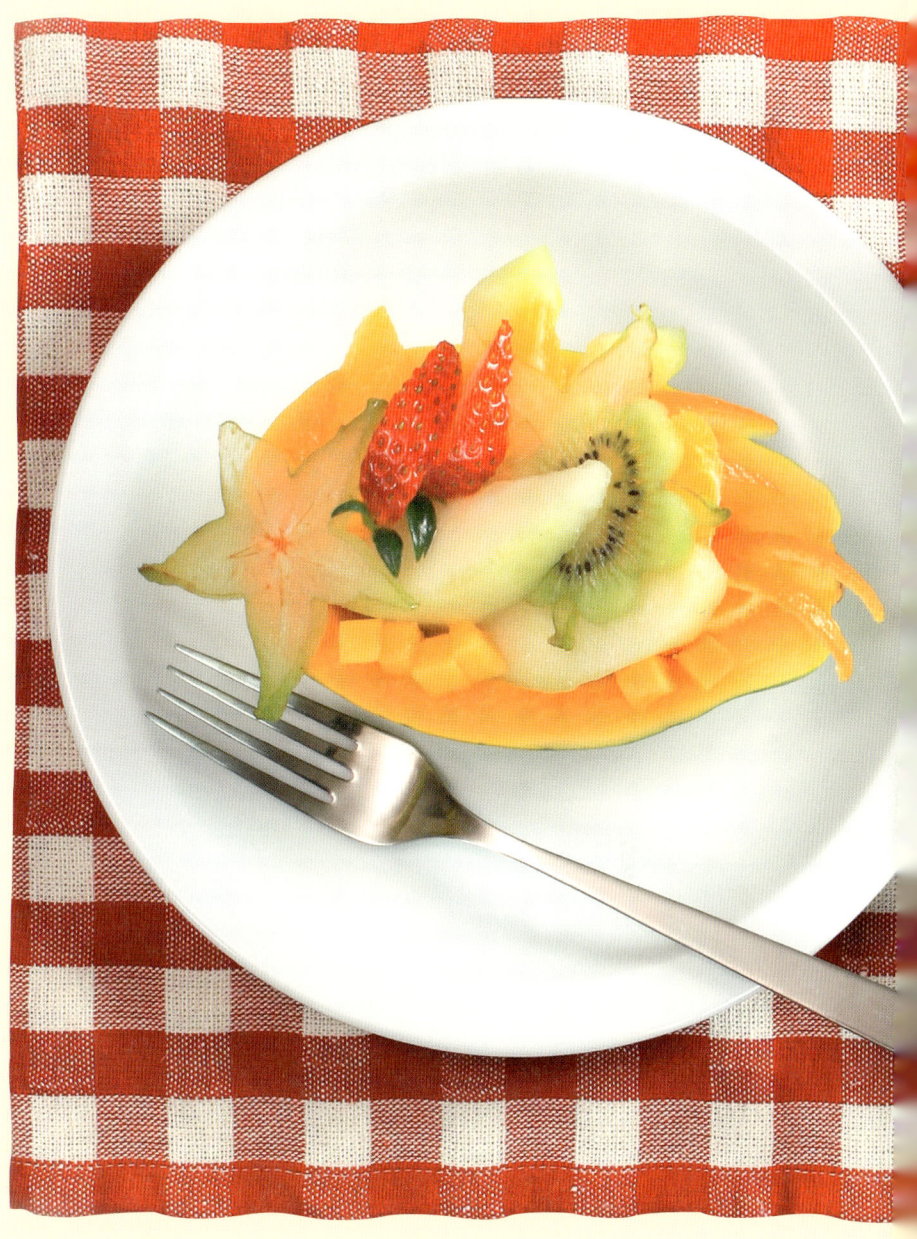

drink

ジューサーやミキサー、スクイーザーを利用して、酵素がいっぱいのフレッシュジュースを。なるべく有機無農薬栽培の野菜やフルーツを使って、皮ごといただきましょう。

消化酵素とベータカロチン！
マンゴーとオレンジのスムージー (左)

材料（2杯分）
- マンゴー　小1/2個
- オレンジ　1個
- 人参　3cm
- 水　100㎖

作り方
マンゴーは皮をむいて種をはずし、オレンジは厚皮をむく。すべての材料をミキサーで混ぜる。

✿ マンゴーなど南国系のフルーツは、消化を助ける消化酵素が豊富。またマンゴーには、肌、髪、爪を保つベータカロチンも多く、女性にうれしい食材です。

疲れがたまった朝に
青菜と梨のグリーンジュース (中)

材料（2杯分）
- 小松菜　1株
- チンゲン菜　1株
- 梨　1個

作り方
小松菜、チンゲン菜、梨を適当な大きさに切って、ジューサーにかける。

✿ 小松菜とチンゲン菜は、くせがなくて、ドリンクに使いやすい青菜の代表格。カルシウム、鉄分などの女性に不足しやすい栄養素も豊富です。また梨は、たんぱく質分解酵素プロテアーゼを含み、疲労回復にも効果的です。

アンチエイジングに効果大！
紫キャベツとパイナップルのジュース (右)

材料（2杯分）
- 紫キャベツ　1/4個
- パイナップル　1/2個

作り方
紫キャベツ、パイナップルを適当な大きさに切って、ジューサーにかける。

✿ 紫キャベツの鮮やかな紫色は、赤ワインと同じポリフェノール天然色素のアントシアニン。抗酸化作用があるアンチエイジング食材です。

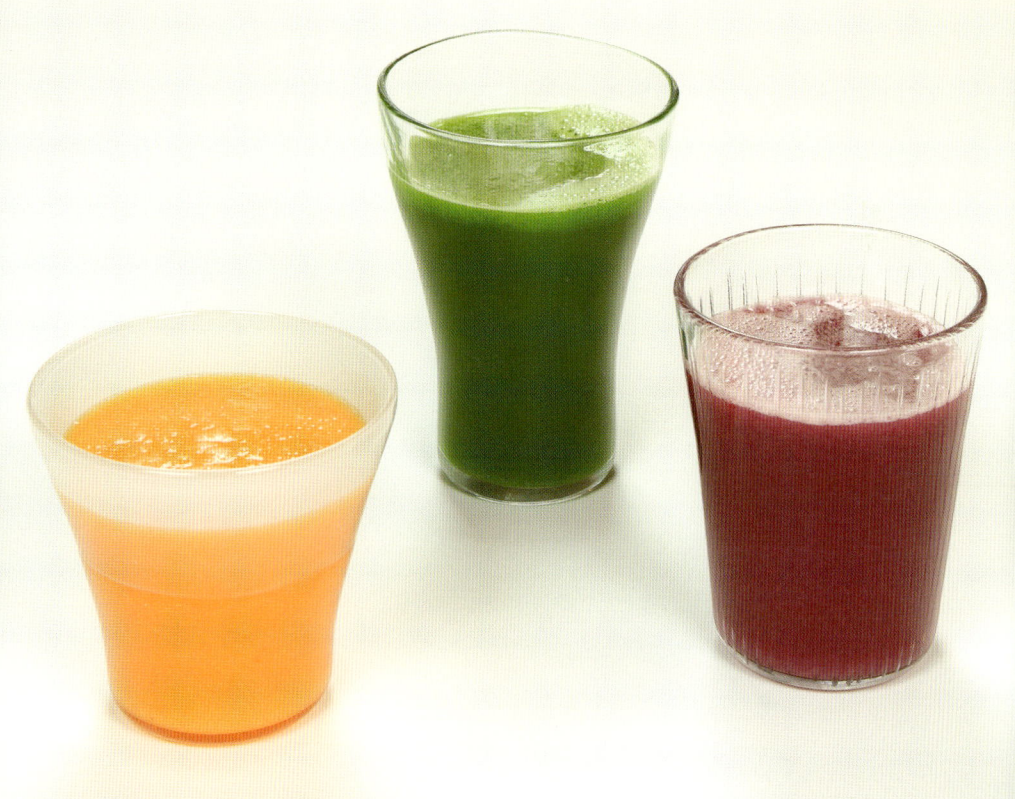

老化を防ぐ！
りんごとオクラのスムージー

材料（2杯分）
- りんご　1/2個
- オクラ　2本
- りんご酢　大さじ1
- アガベシロップ（またははちみつ、メープルシロップなど）　大さじ1
- 水　150㎖

作り方
りんごは1cmのいちょう切り、オクラはヘタを取って3等分に切る。すべての材料をミキサーに入れ、30秒ほど混ぜる。

✿ りんごは、活性酸素を取り除いて無毒化する酵素（SOD）を含み、アンチエイジングに効果的です。

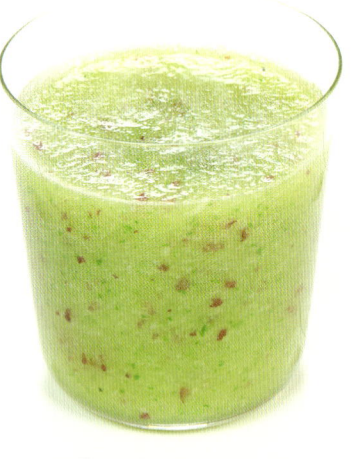

美白に効く！
ラズベリーと
クコの実のスムージー

材料（2杯分）
- ラズベリー　160g
- クコの実　大さじ1/2
- ナッツミルク（p.89参照、または豆乳）　200㎖
- アガベシロップ（またははちみつ、メープルシロップなど）　大さじ1

作り方
クコの実はひたひたの水に10分ほど浸水させる。すべての材料をミキサーで混ぜる。

✿ 不老長寿の妙薬として古くから知られているクコの実。疲労回復、アンチエイジング、美白などさまざまな効果があります。

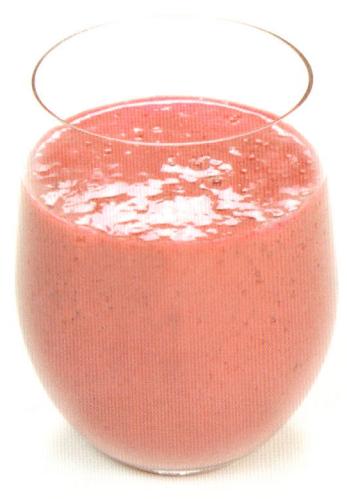

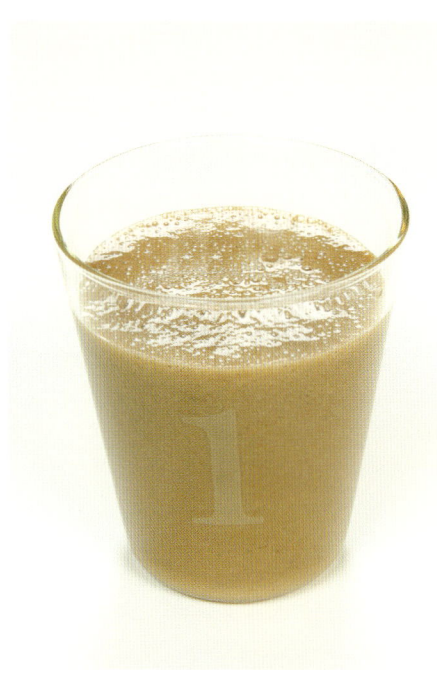

コーヒー牛乳のような懐かしい味
バナナソイラテ・スムージー

材料（2杯分）
| バナナ　1/2本
| インスタント穀物コーヒー　大さじ1
| 豆乳　150ml
| 水　100ml

作り方
すべての材料をミキサーで混ぜる。

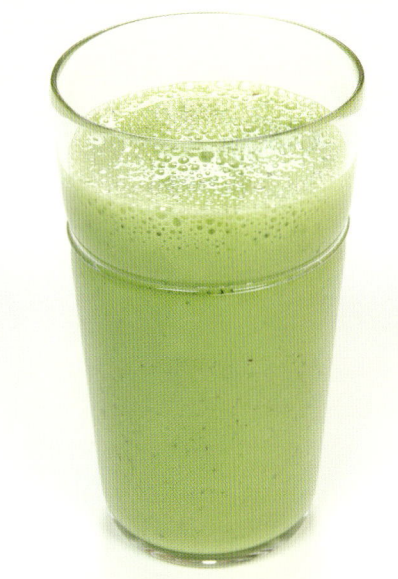

大豆イソフラボンで美肌に
バナナ抹茶ラテ・スムージー

材料（2杯分）
| バナナ　1/2本
| ベビーリーフ　12g
| 抹茶パウダー　小さじ1/2
| 豆乳　150ml
| 水　100ml

作り方
すべての材料をミキサーで混ぜる。

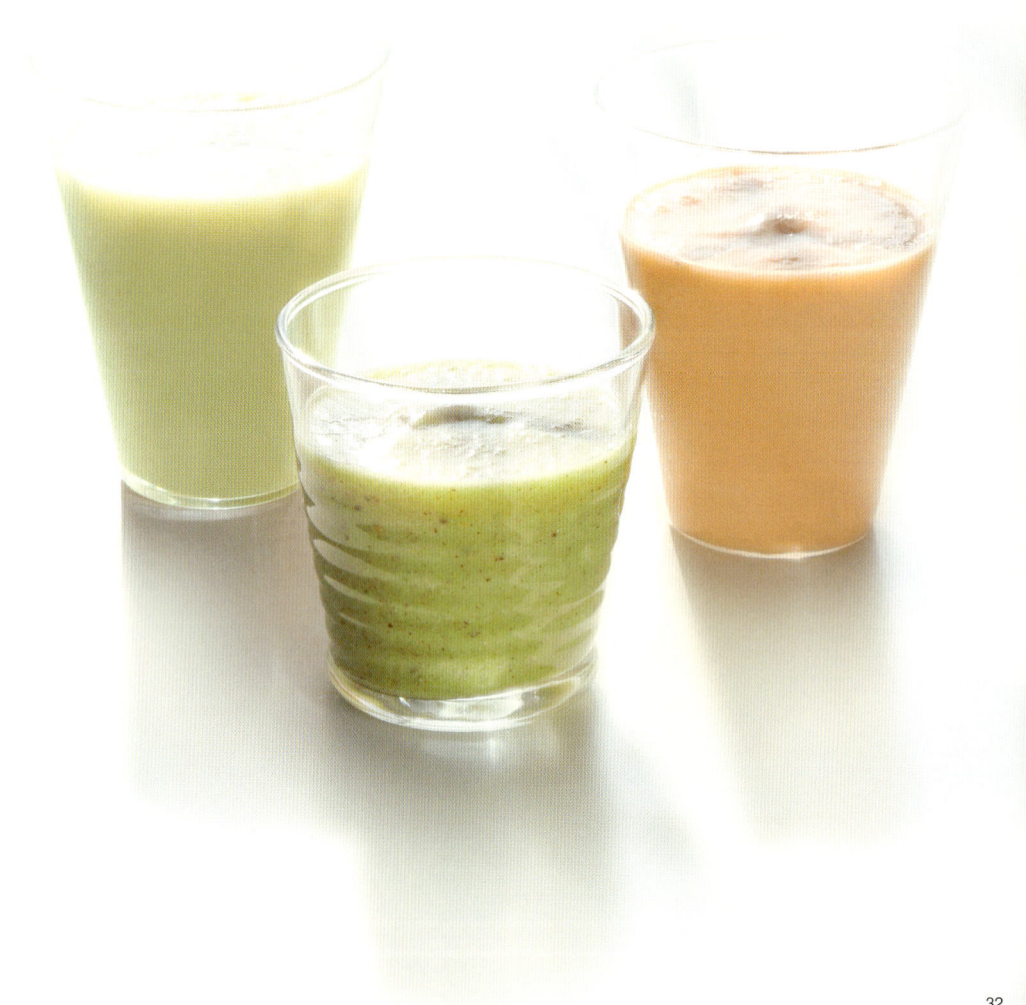

便秘解消に！
グレープフルーツと
セロリのスムージー（左）

材料（2杯分）
- グレープフルーツ　3/4個
- セロリ　10cm
- バナナ　1本

作り方
グレープフルーツとバナナは皮をむく。すべての材料をミキサーで混ぜる。

✿ セロリのセルロースとグレープフルーツのペクチンが、消化器官のはたらきを活発にします。

ビタミンCで白い肌に
キウイフルーツと
パイナップルのスムージー（中）

材料（2杯分）
- キウイフルーツ　1個
- レモン　1/4個
- パイナップル輪切り　1.5cm
- 水　50ml

作り方
レモンは皮をむく。パイナップル、レモン、水をミキサーでよく混ぜたあと、薄いいちょう切りにしたキウイフルーツを加えて軽く混ぜる。混ぜすぎるとキウイフルーツの種が刻まれて味が悪くなるので注意。

✿ キウイフルーツとレモンのビタミンCで美白に。パイナップルの酵素と食物繊維は、美肌や美白にかかわる腸のお掃除をしてくれます。

つややかな美肌作りに
トマトとアボカドのスムージー（右）

材料（2杯分）
- トマト　1個
- アボカド　1/4個
- バナナ　1/2本
- 水　150ml

作り方
アボカドは縦半分に切って種を除き、スプーンで果肉をかき出す。すべての材料をミキサーで混ぜる。

✿ トマトのリコピンが老化を防ぎ、アボカドの良質な脂質がつややかな肌を保ちます。

ダイエット効果満点
りんごとキャベツのジュース

材料（2杯分）
- りんご 2個
- キャベツ 8枚

作り方
りんごは芯を除いて適当な大きさに切り、キャベツとともにジューサーにかける。

✿ 甘くて満足感いっぱい。水溶性の食物繊維もたっぷりとれます。

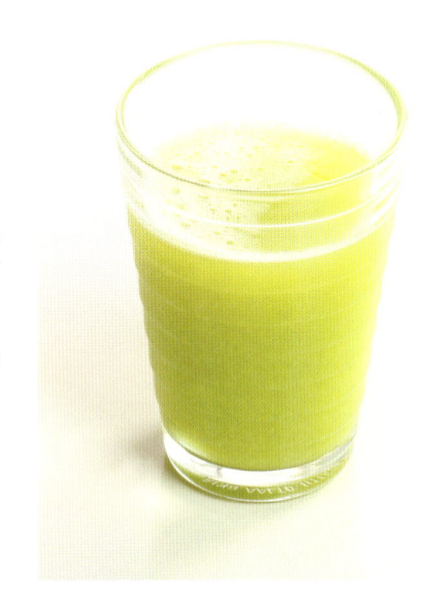

目覚めの1杯にぴったり
メロンメロンジュース

材料（2杯分）
- 赤肉メロン 1/4個
- その他のメロン 1/2個
- しょうが汁 小さじ1

作り方
1. メロンは皮をとって別々にミキサーにかけ、それぞれに小さじ1/2のしょうが汁を混ぜる。
2. 赤肉メロンのジュースをグラスに注ぎ、その上に別のメロンのジュースをそっと注ぐ。

✿ 消化器官に負担をかけずに良質な水分と糖分がとれます。低血圧で朝が苦手な方向き。

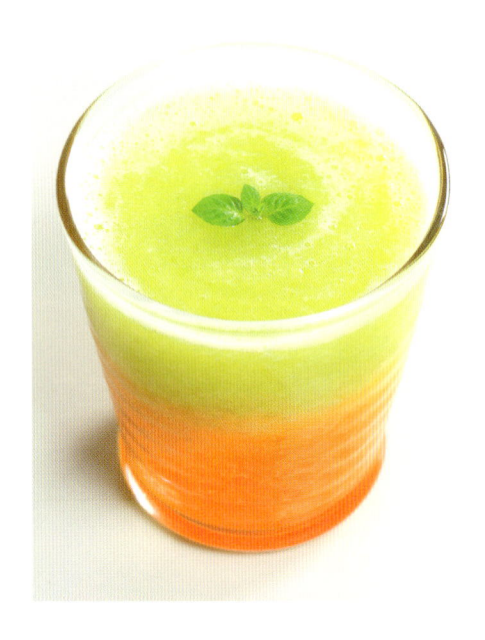

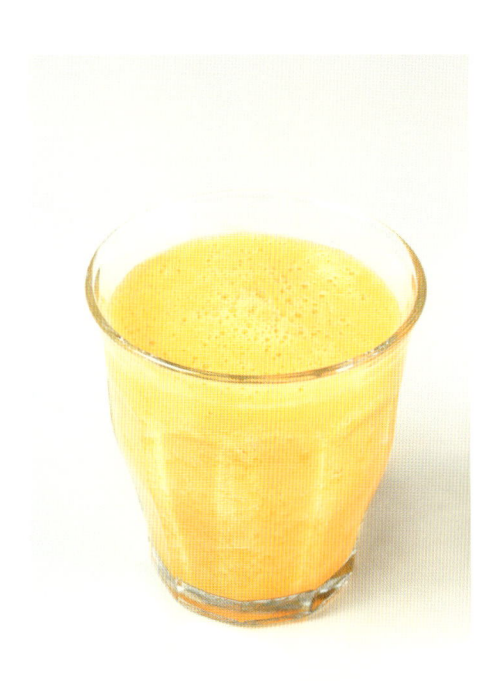

たっぷりの酵素で疲労回復
みかんと長いものスムージー

材料（2杯分）
- みかん　大3個
- 長いも　3cm
- 水　100㎖

作り方
みかんはスクイーザーでジュースにし、ひげ根を切った長いも（皮はそのままでOK）、水とともにミキサーで混ぜる。

✿ 長いもの豊富な酵素が、消化器官のはたらきを助け、新陳代謝を活発にします。

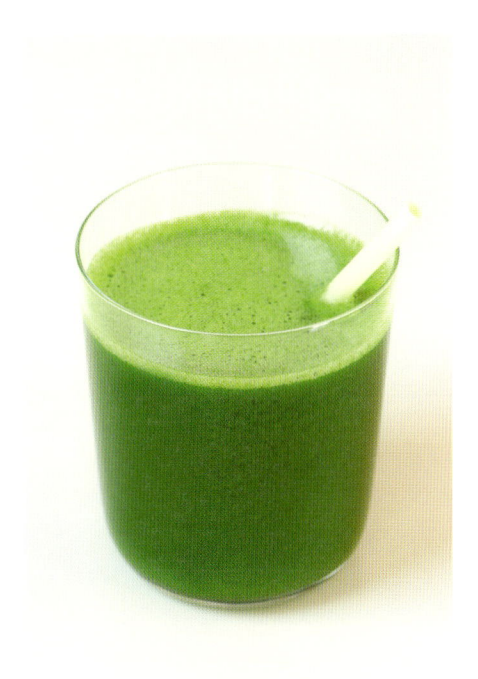

毒出し効果で健康に
きゅうりのジュース

材料（2杯分）
- きゅうり　4本
- りんご　1/2個
- クレソン　6本
- パセリ　2本
- レモン汁　小さじ2

作り方
きゅうり、りんご、クレソン、パセリをジューサーにかけ、最後にレモン汁を加える。

✿ きゅうりはカリウムをはじめとしたミネラルが豊富で、利尿作用を活発にしてくれます。

風邪気味かな…と思ったら
大根といちごのスムージー

材料（2杯分）
　大根　1cm
　いちご　10個
　オレンジ　1個

作り方
オレンジは厚皮をむく。すべての材料をミキサーで混ぜる。

☆風邪のときに失われやすいビタミンCを補いながら、弱った消化器官を酵素で改善します。

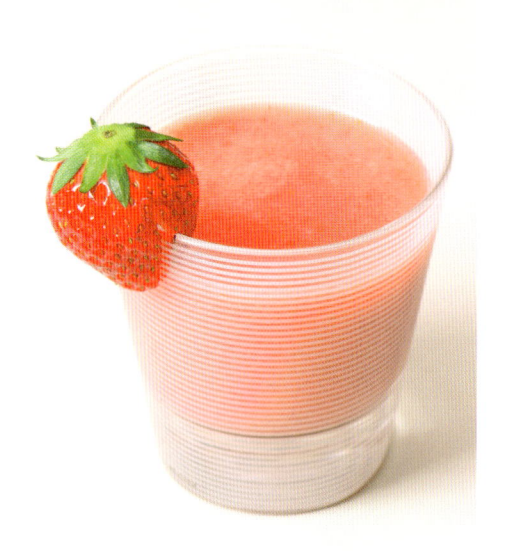

酵素で冷えを吹き飛ばす
梅干としょうがの番茶

材料（2杯分）
　番茶の葉　大さじ2
　湯（48℃以下）　300㎖
　梅干し　2個
　しょうが汁　小さじ1
　しょうゆ　小さじ1

作り方
番茶の葉と湯をポットに入れ、30分ほどおく。湯の代わりに水を使ってもよいが、その場合は室温（できれば太陽光の当たる場所）に1.5～2時間ほど放置する。カップに梅干し、しょうが汁、しょうゆを入れ、番茶を注ぐ。

☆梅干しのクエン酸としょうがの酵素が新陳代謝を活発にし、塩気が細胞をひき締めて冷えにくい体質にします。

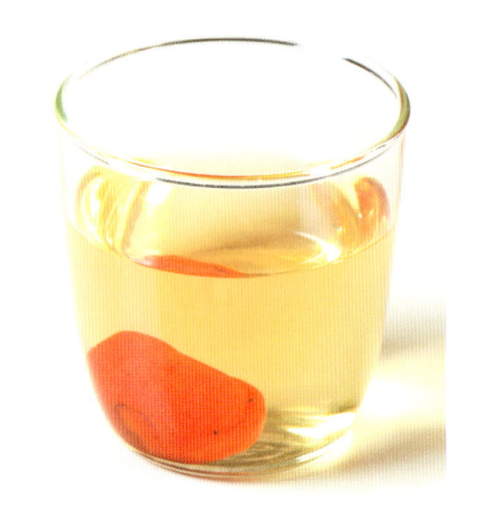

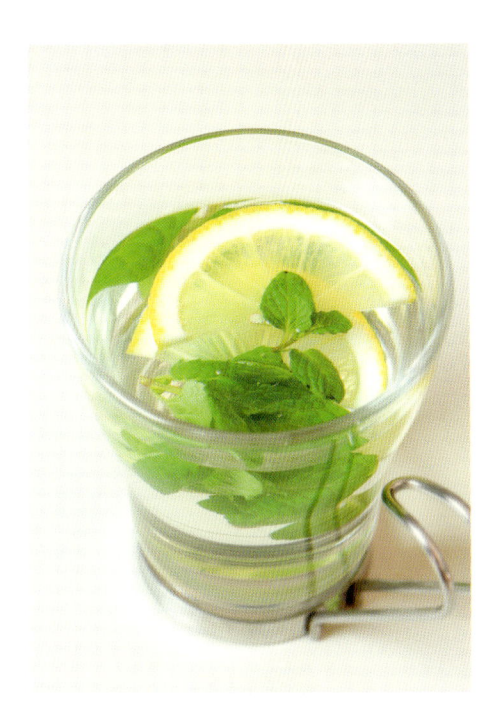

ストレス解消にぬるめのお茶を
ミントのハーブティー

材料（2杯分）
　ミントの葉　4枝
　レモン（薄切り）　4枚
　湯（48℃以下）　300㎖

作り方
ミントの葉は3cmの長さに切り、レモン、湯とともにポットに入れ、30分ほどおく。湯の代わりに水を使ってもよいが、その場合は室温（できれば太陽光の当たる場所）に1.5～2時間ほど放置する。

✿ミントの精油成分が消化器官を落ち着かせます。さわやかな香りもストレス解消にぴったり。

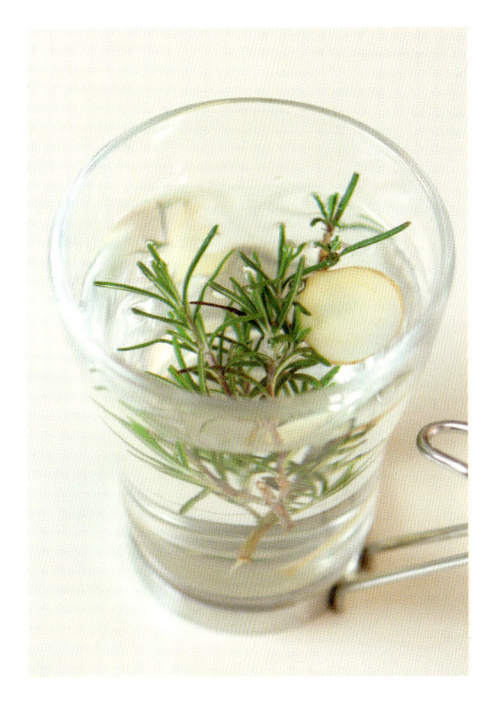

集中力が必要なときは
ローズマリーとしょうがのハーブティー

材料（2杯分）
　ローズマリーの葉　2枝
　しょうが（薄切り）　4枚
　湯（48℃以下）　300㎖

作り方
ローズマリーの葉は5cmの長さに切り、しょうが、湯とともにポットに入れ、30分ほどおく。湯の代わりに水を使ってもよいが、その場合は室温（できれば太陽光の当たる場所）に1.5～2時間ほど放置する。

✿ローズマリーとしょうがの芳香成分が呼吸を楽にし、集中力や記憶力を高めます。

salad

生野菜ばかりでなく、ナッツや海藻、フルーツも使ったサラダレシピです。動物性食品やマヨネーズを使わなくても、おいしくて食べごたえのあるサラダがいろいろ！

パーティオードブルなどにも
トマトのカプリーゼ

材料（2人分）
- トマト　2個
- ナッツチーズ（p.86参照）　1/2カップ
- 塩　小さじ1
- レモン汁　小さじ1/2
- バジルの葉　6〜8枚
- あればケッパー　大さじ1

作り方
1．ナッツチーズに塩とレモン汁を混ぜる。
2．トマトは1cm弱の厚さに切ってバジルの葉の上に置き、その上に1.のナッツチーズを適量のせる。最後に、あればケッパーを飾る。

✿肉厚で甘みのあるフルーツトマトやイタリアントマトを使うと、よりおいしくできます。乳製品のチーズではなくナッツのチーズを使うことで、完全な酵素料理となります。

39

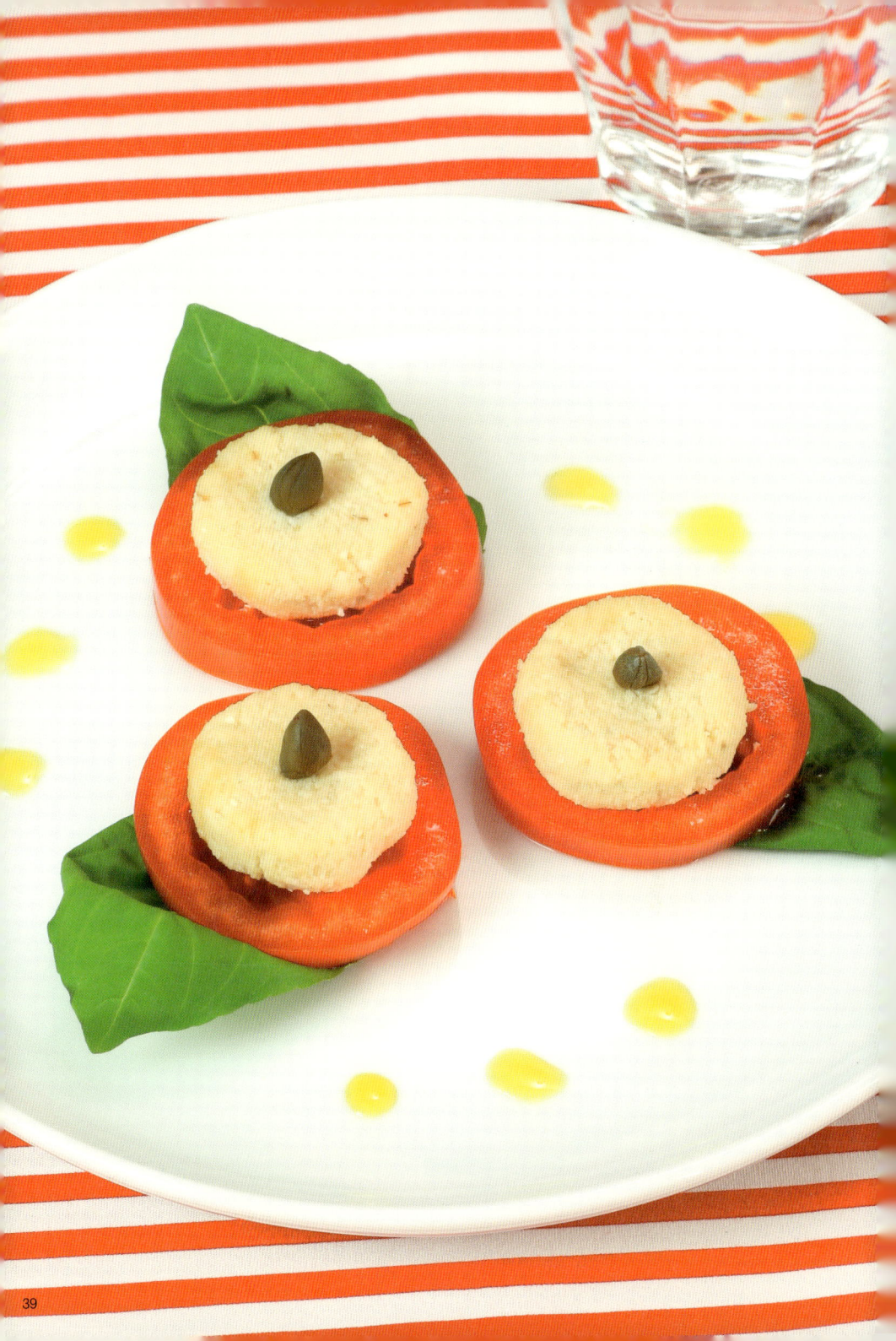

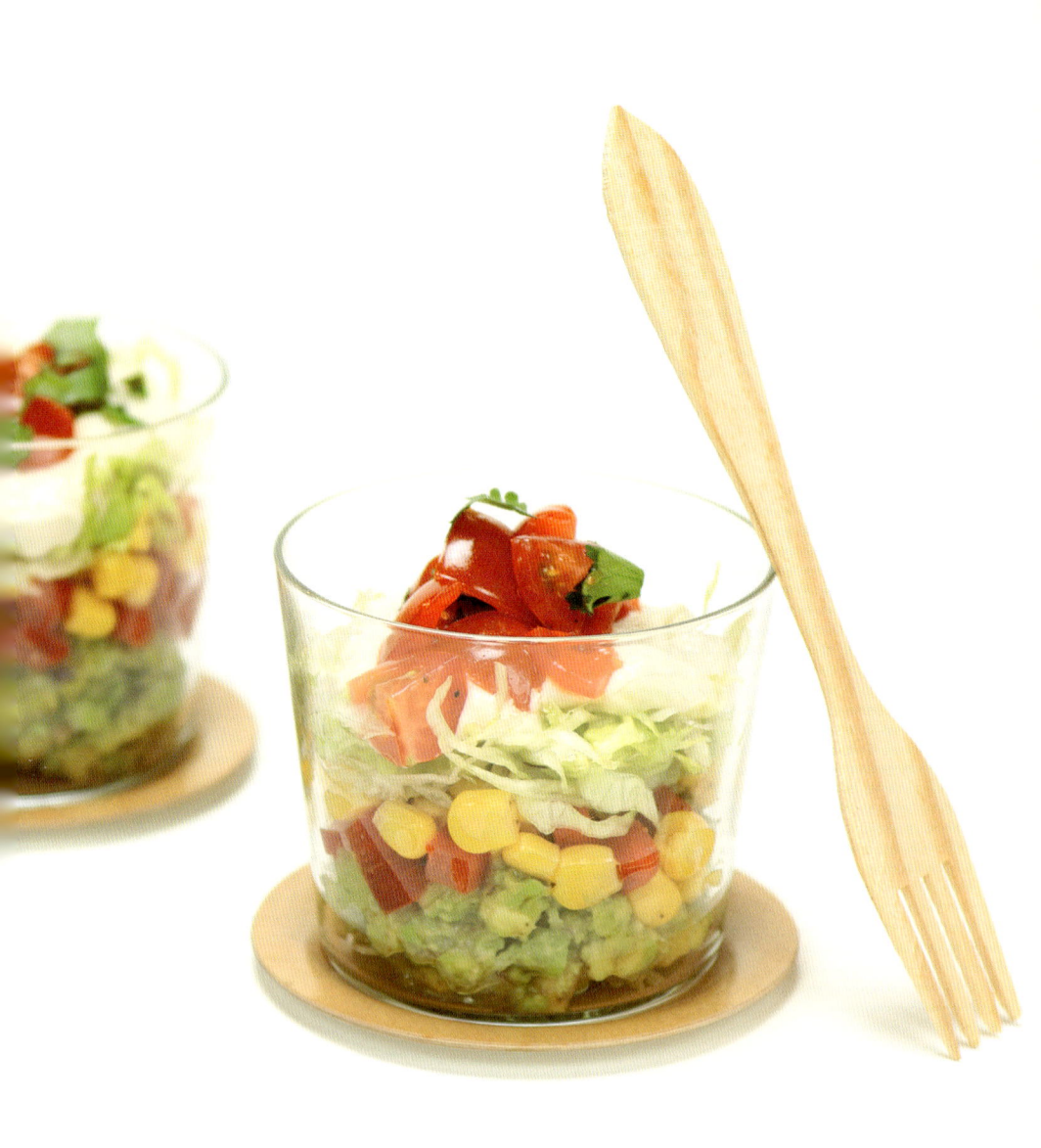

それぞれ混ぜて重ねる5層のサラダ
ブリトー・サラダ

材料（2人分）
❶トマトサルサ
　プチトマト　6個
　パクチー（粗みじん切り）　適量
　アガベシロップ　小さじ1
　塩、こしょう　各少々
❷レタス
　レタス　2枚
❸カシューマヨネーズ
　p.51「タルタルソース」参照
❹コーンサラダ
　とうもろこし　1/2本
　赤パプリカ　1/4個
　オリーブオイル　小さじ2
　レモン汁　小さじ1
　塩、こしょう　各少々
　パクチー（粗みじん切り）　適宜
❺グアカモーレ
　アボカド　1個
　赤玉ねぎ（または玉ねぎ）　1/8個
　レモン汁　小さじ1
　塩　小さじ1/4
　にんにく（すりおろし）　少々

作り方
1．❶のプチトマトは1/2〜1/4に切り、その他の材料とともにボールで混ぜる。
2．❷のレタスは短めの千切りにする。
3．❸はp.51参照。手順3の段階がカシューマヨネーズとなる。
4．❹のトウモロコシは包丁で粒をそぎ落とし、赤パプリカは7㎜の角切りにする。その他の材料とともにボールで混ぜる。
5．❺のアボカドは皮と種をはずし、適当な大きさに切ってボールに入れ、みじん切りにした赤玉ねぎ、その他の材料とともにボールで混ぜる。
6．高さのあるガラスの器に、下から順番に❺❹❸❷❶と重ねて入れる。

ごま油の香りが食欲をそそる
チョレギ・サラダ

材料（2人分）
- サニーレタス　3枚
- きゅうり　1本
- 長ねぎ　5cm

ドレッシング
- 白ごま　大さじ2
- ごま油　大さじ1
- にんにく（すりおろし）　小さじ¼
- 塩　小さじ¼

トッピング
- クコの実　小さじ1

作り方
1．サニーレタスは2cm幅、きゅうりは縦半分に切ってから斜め薄切り、長ねぎは白髪ねぎにする。
2．ドレッシングの材料をボールに入れて混ぜ合わせる。
3．1．を2．であえて器に盛り、クコの実をのせる。

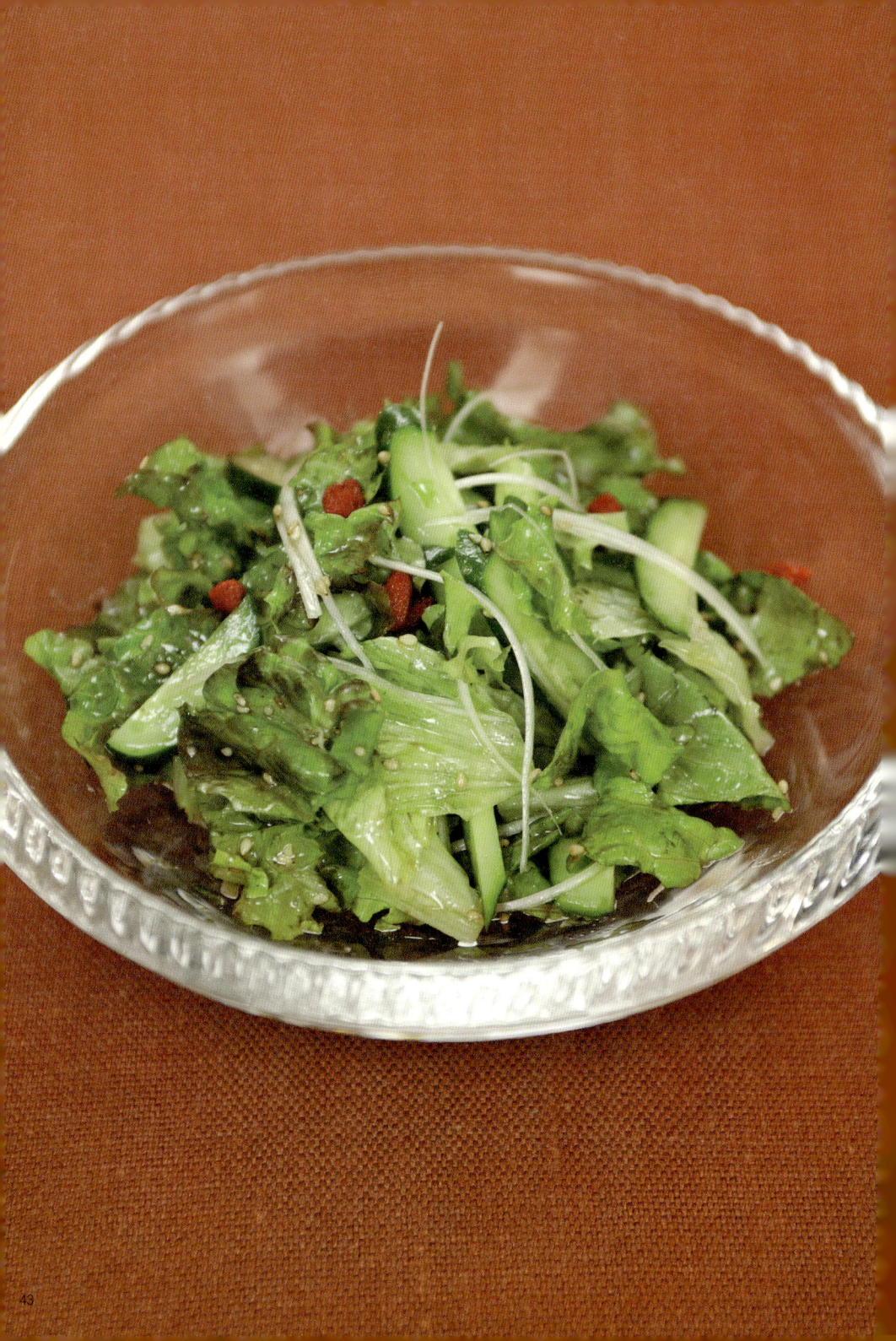

ナッツのツナ風サラダ

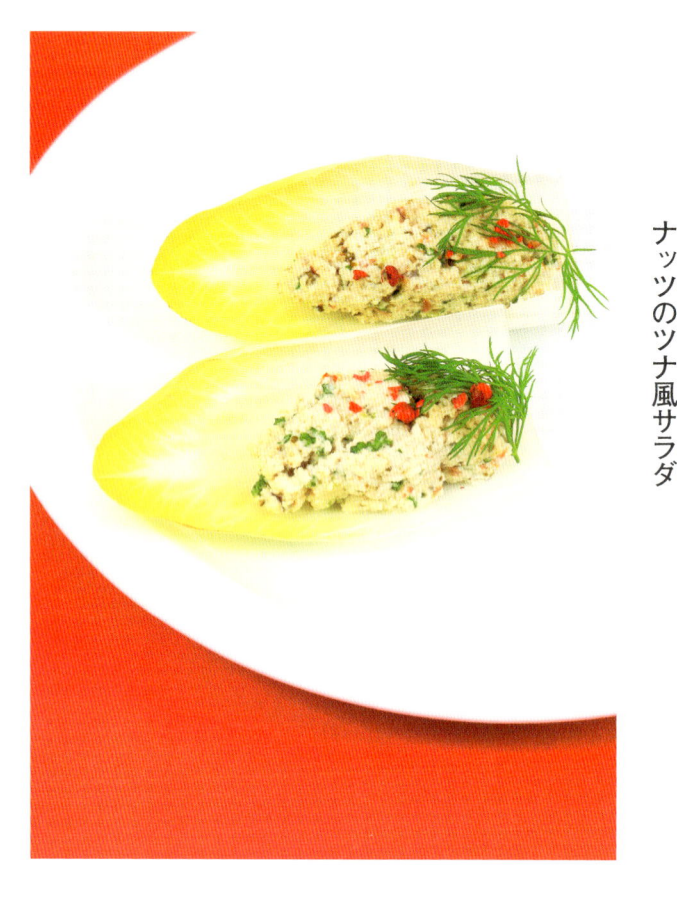

ツナを使わないのに海の味

材料（2人分）
- 生アーモンド、ひまわりの種 各1/2カップ
- セロリ 10cm
- 赤玉ねぎ（または玉ねぎ） 1/8個
- パセリ 2本
- レモン汁 1/4カップ
- 昆布パウダー 小さじ1 1/2
- しょうゆ 小さじ1
- 塩 小さじ1/2
- 水 1/3カップ
- あればディルの葉 1枝

作り方
1. 生アーモンドとひまわりの種は一晩水につけてから、よく洗い、ザルにあげて水気をきる。
2. セロリ、赤玉ねぎ、パセリ、あればディルの葉はそれぞれみじん切りにする。
3. 1.と水1/3カップをフードプロセッサーに入れ、なめらかになるまで混ぜる。混ざりにくければ水を少し足す。
4. ボウルに移し、2.と残りの材料をすべて入れて混ぜ合わせる。

☆昆布パウダーは市販のものもありますが、昆布をミルでひいて作ることもできます。ミルがなければ5cm程度の昆布を一晩水につけ、みじん切りにしてもOK。その場合、水の量はレシピの分量にし、だし汁として使うとよいでしょう。

☆ディルは魚料理によく使われるセリ科のハーブ。ディルを入れることでよりツナらしさが増しますが、手に入らなければ、なくても大丈夫です。

大根とにんじんのフィットチーネサラダ

スライサーで野菜がフィットチーネに

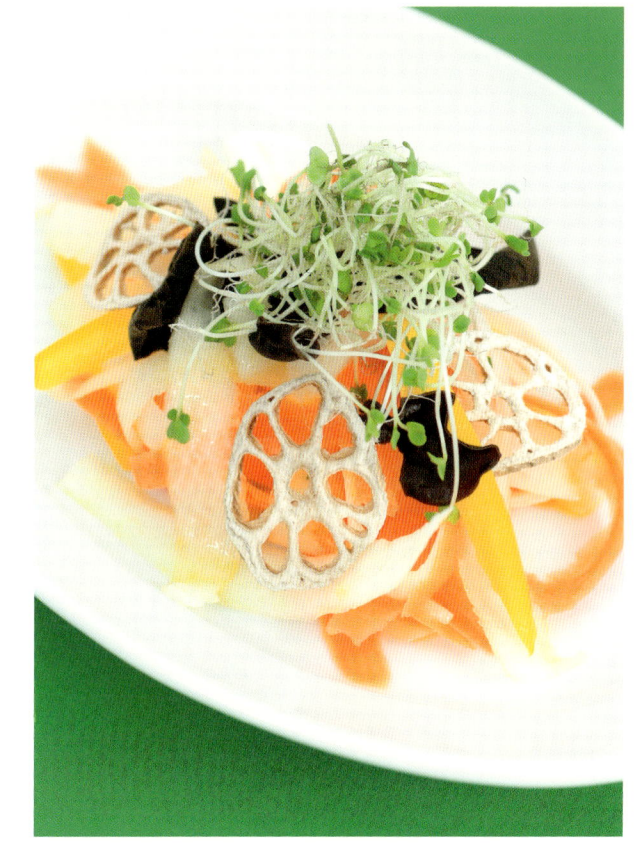

材料（2人分）
- 大根　15cm
- にんじん　10cm
- パプリカ　1/2個
- きくらげ　8枚
- あれば乾燥れんこんとスプラウト　適量

ドレッシング
- オリーブオイル　大さじ3
- 塩　小さじ2
- にんにく（すりおろし）　1/2かけ分
- ゆずの搾り汁（またはレモン汁）　小さじ1

作り方
1. 大根とにんじんはスライサーで細長く削る。パプリカはたてに細切りにする。きくらげは水で戻し、適当な大きさに切る。
2. ボウルにドレッシングの材料をすべて合わせ、1.とあえる。
3. 器に盛って、あれば乾燥れんこんとスプラウトをのせる。

✿ 大根は、炭水化物を消化する酵素（アミラーゼ）が豊富。胸焼けや胃もたれをしているとき、またはご飯やめん、パンをたくさん食べたいときにいっしょに食べると、消化を助けてくれます。

海藻とベリーのサラダ

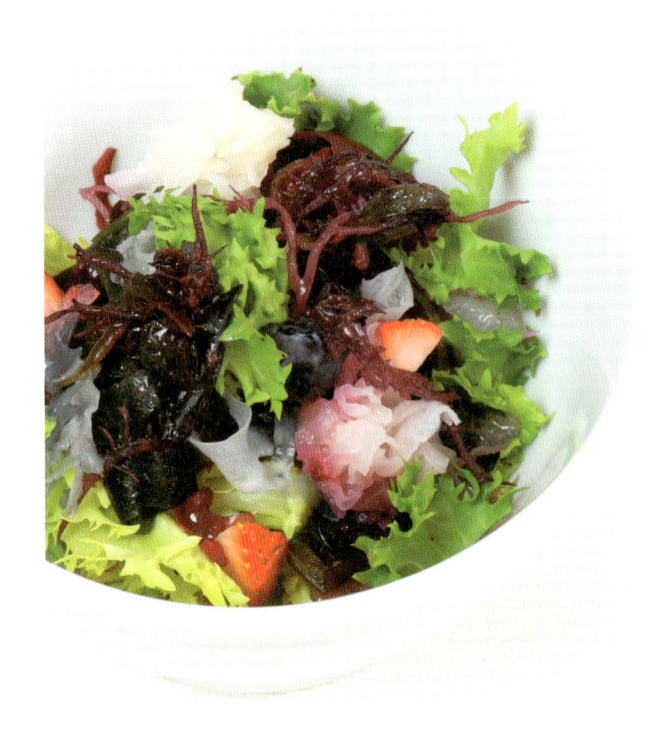

海藻は1日1食ぜひとりたい

材料（2人分）
- 乾燥海藻ミックス　1/4カップ
- ベリー類（ブルーベリー、ラズベリー、いちごなど）　1カップ
- エンダイブ（またはレタス、サニーレタス、グリーンリーフなど）　2枚

ドレッシング
- ブルーベリー　1カップ
- オリーブオイル　大さじ2
- みりん　大さじ1
- レモン汁　小さじ2
- 塩　小さじ1弱

作り方
1. 乾燥海藻ミックスは水で戻してザルにあげ、水気をきる。
2. ドレッシングの材料をフードプロセッサーに入れ、軽く混ぜ合わせる。
3. 1.とベリー類（いちごは適当な大きさに切る）、ちぎったエンダイブをドレッシングであえる。

✿「乾燥海藻ミックス」はさまざまな海藻がいっしょにパッキングされている商品で、スーパーなどで売られています。高温で処理された海藻は酵素が死んでしまっているので、天日干しか生のものを選んでください。ミックスを使わない場合は、わかめやふのり、赤とさかのり、白とさかのりなどをそろえると、カラフルで見栄えがします。

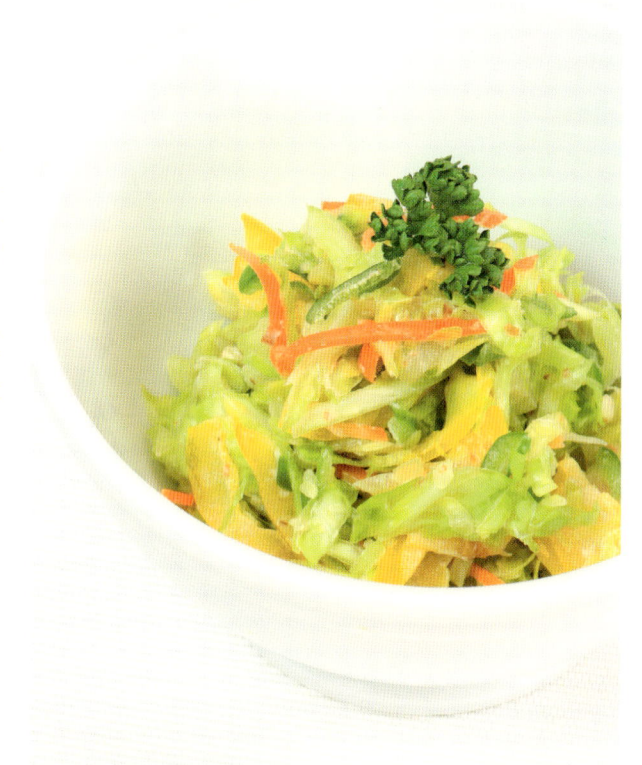

コールスローサラダ
アーモンドのマヨネーズがヘルシー

材料（2人分）
- キャベツ　3〜4枚
- パプリカ　1/2個
- ピーマン　1個
- にんじん　1/5本

アーモンドマヨネーズ（作りやすい量）
- 生アーモンド　1/2カップ
- オリーブオイル　1/3カップ強
- みそ　大さじ2
- レモン汁　大さじ1 1/2
- デーツ（種はとる）　2個
- 塩　ひとつまみ

作り方
1．生アーモンドは一晩水につけてから、よく洗い、ザルにあげて水気をきる。
2．キャベツ、パプリカ、ピーマン、にんじんはせん切りにしてボウルに入れ、ひとつまみの塩（分量外）でもんで少しおき、しんなりしてきたら軽く水気を絞る。
3．アーモンドマヨネーズのすべての材料をフードプロセッサーに入れ、なめらかになるまで混ぜる。
4．2．に3．のアーモンドマヨネーズ大さじ2を加え、手でもみこむようにしてよく混ぜ合わせる。

✿マヨネーズには卵が入っているので、ベジタリアン料理では使いません。ベジタリアンの方は豆腐からマヨネーズを作ったりしますが、リビングフードでは豆腐も使わないので、アーモンドでマヨネーズのようなコクを出しました。甘めがお好みなら白みそ、そうでなければ麦みそ。アーモンドマヨネーズは、ラップで包んで冷凍庫で約2か月保存可能です。

dressing & dip

ドレッシングやディップも手作りで。基本的に材料を混ぜ合わせるだけなので、とても簡単です。サラダや野菜スティックのほか、いろいろな料理につけ合わせて。

鮮やかな黄色がきれい！
にんじんとみかんのドレッシング (左)

材料（250ml分）
- にんじん　小1/2本
- みかん　2個
- 玉ねぎ　1/8個
- オリーブオイル　1/2カップ
- 塩　小さじ1弱

作り方
にんじん、玉ねぎは適当な大きさに切る。みかんは厚皮をむく。すべての材料をミキサーで混ぜる。

まったりクリーミーで美味
ごまドレッシング (右)

材料（150ml分）
- ごまペースト　1/2カップ
- しょうゆ　大さじ1
- レモン汁　大さじ1
- メープルシロップ
- （またはアガベシロップ）　大さじ1/2
- しょうが汁　小さじ1
- 水　1/4カップ～

作り方
水以外のすべての材料をすり鉢に入れてすり合わせ、水を少しずつ加えながらなめらかにする。

✿「ごまペースト」は市販のものが便利です。メーカーによって濃度が異なるので、水の量を加減してください。やわらかいごまペーストならすり鉢を使わず、よく混ぜ合わせるだけでもできます。甘いのが苦手な方はメープルシロップは入れなくても。ごまペーストの代わりに無糖のアーモンドバターやピーナッツバターを使ってもおいしいです。

49

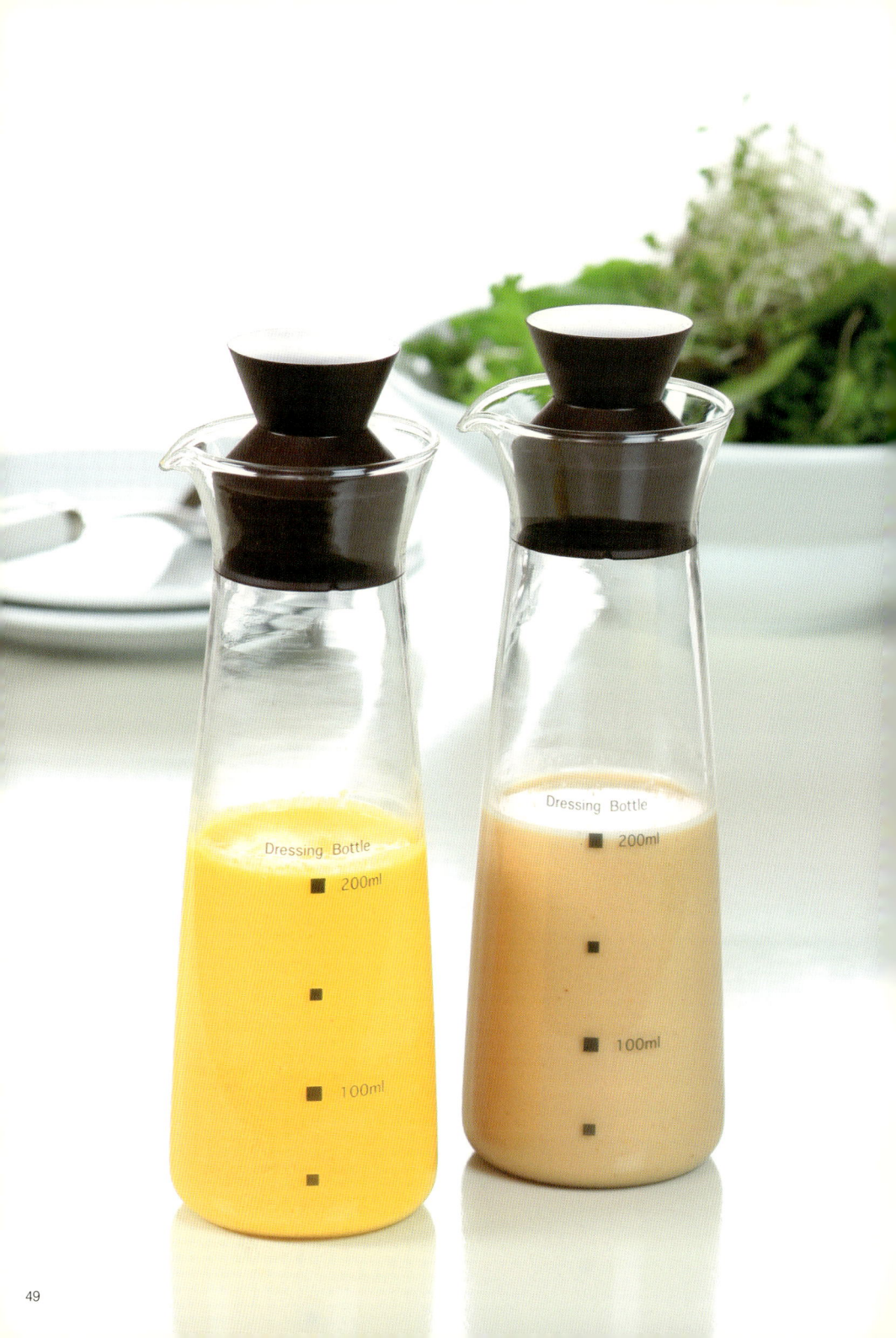

干ししいたけの栄養とうまみが凝縮
しいたけドレッシング (右)

材料（150ml分）
- 干ししいたけ（粉末） 大さじ2
- ごま油 1/4カップ
- レモン汁 大さじ2
- しょうゆ 大さじ1
- オニオンパウダー 小さじ1 1/2
- しょうが汁 小さじ1
- にんにく（すりおろし） 小さじ1
- メープルシロップ 小さじ1
- 水 1/5カップ弱

作り方
すべての材料をドレッシングボトル（または密閉容器）に入れ、シェイクして混ぜ合わせる。

✿ 干ししいたけは天日干しのものを、ミルで砕いたり、おろし金で粉末にして丸ごと使ってください。水で戻さないので、干ししいたけの栄養とうまみが凝縮されたドレッシングができます。

たんぱく質料理にベストマッチ
キウイフルーツのドレッシング (左)

材料（200ml分）
- キウイフルーツ 2個
- パセリ 2株
- オリーブオイル 1/2カップ
- レモン汁 大さじ1
- メープルシロップ 大さじ1
- 塩 小さじ1/2

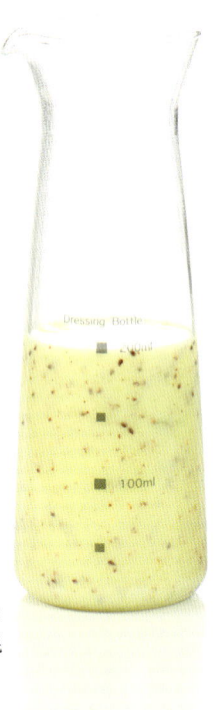

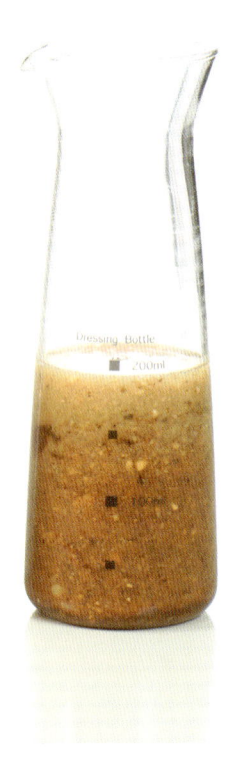

作り方
キウイフルーツ以外の材料をミキサーでよく混ぜたあと、薄いいちょう切りにしたキウイフルーツを加えて軽く混ぜる。混ぜすぎると、キウイフルーツの種が刻まれて味が悪くなるので注意。

✿ キウイフルーツにはアクチニジンというたんぱく質分解酵素が含まれています。肉や魚料理には、ぜひこのドレッシングをかけたサラダを添えて。

酸味と塩味がさわやか
グリーンオリーブのディップ (右)

材料(150ml分)
- グリーンオリーブ(塩漬け) 1カップ
- きゅうり 1/2本
- オリーブオイル 1/3カップ
- レモン汁 大さじ3
- にんにく(すりおろし) 1/2かけ分
- バジルの葉 2〜3枚
- 塩 少々

作り方
グリーンオリーブは種をとり、きゅうりは適当な大きさに切る。すべての材料をフードプロセッサーに入れ、なめらかになるまで混ぜる。

✿ 加熱処理されていないオリーブの塩漬けには酵素が含まれています。購入の際は、なるべく添加物の少ないものを。

マヨネーズを使わないで作る
タルタルソース (左)

材料(150ml分)
- 生カシューナッツ 1カップ
- オリーブオイル 1/4カップ
- 好みの野菜(玉ねぎ、きゅうり、パセリなど)のみじん切り 1カップ弱

A.
- レモン汁 大さじ3
- アガベシロップ 大さじ1 1/2
- 塩 小さじ1
- 水 1/4カップ

作り方
1. 生カシューナッツは一晩水につけてから、よく洗いザルにあげて水気をきる。
2. 1.とA.をフードプロセッサーに入れ、なめらかになるまで混ぜ合わせる。状態を見ながら、必要であればさらに水を加える。
3. フードプロセッサーを回しながら、オリーブオイルを少しずつ加え、なめらかにする。
4. ボウルに移し、好みの野菜のみじん切りを加えて混ぜる。

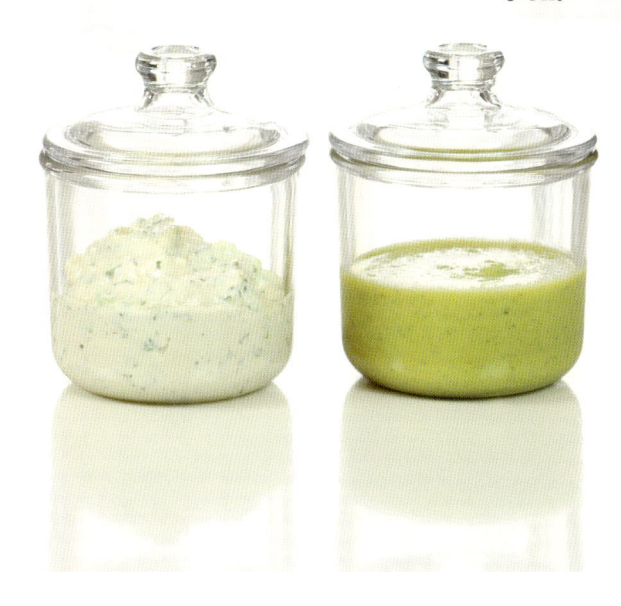

✿ レモン汁のかわりにりんご酢を使ってもOK。

昼食

体がもっとも活動している昼は、栄養を摂取する時間帯。
ボリュームのある食事もOKですが、酵素たっぷりのリビングフードなら
いくら食べても胃腸に負担もなく、太りにくいので安心です。
スープやおかずで、いろいろな食材をとるよう心がけて。

◀

大根といちごのスムージー（p.36）
ベジミートのレタスバーガー（p.62）
りんごとにんじんのプディング（p.94）

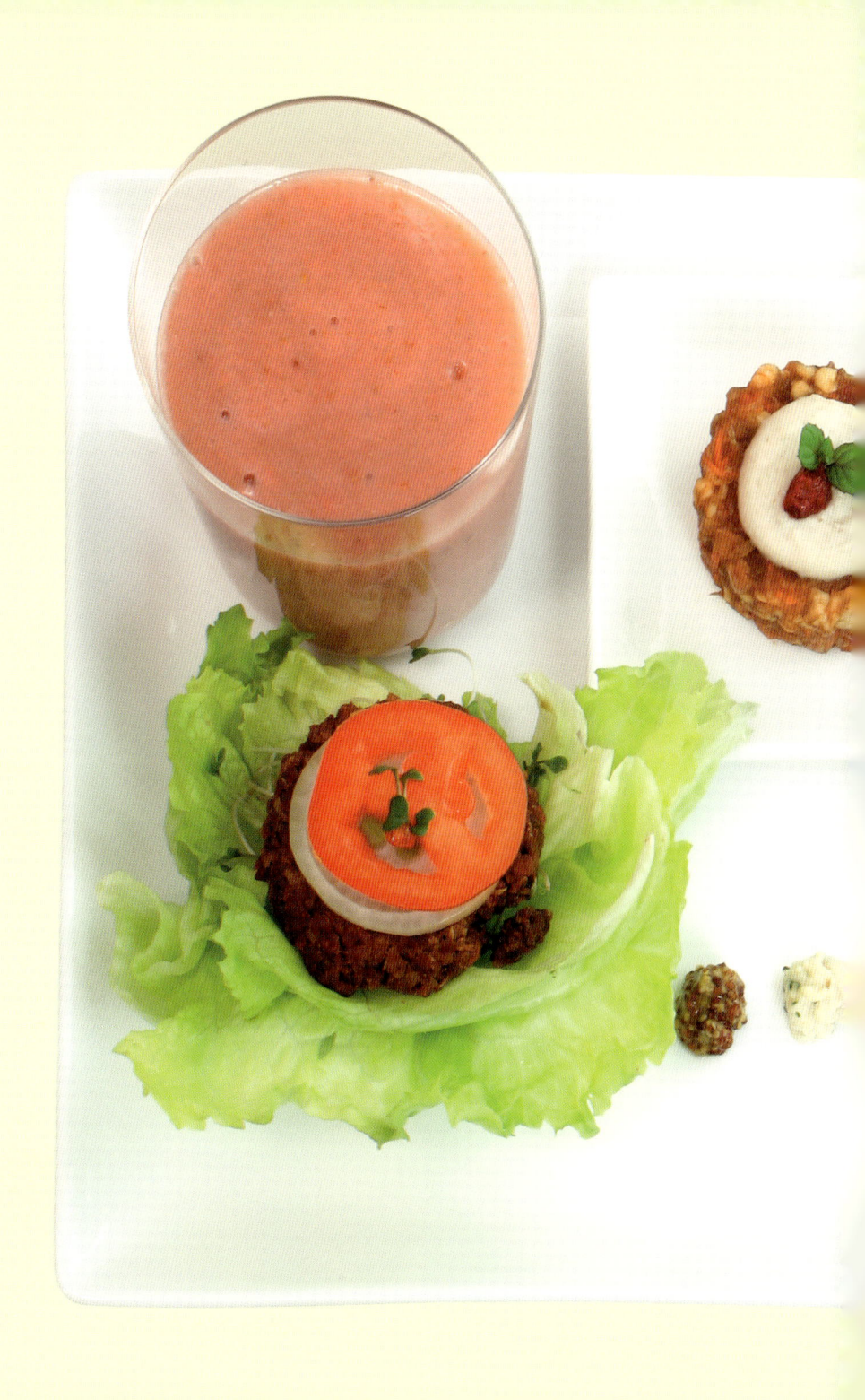

soup

加熱せずに、ミキサーやフードプロセッサーで作るスープです。旬の食材を使った具だくさんのスープは、栄養満点でお腹も満足。素材そのものの味を味わいましょう。

酵素パパインが体脂肪カットと美肌に効く
パパイアのデザートスープ

材料（2人分）
- パパイア　1/4個
- マンゴー　1/2個
- にんじん　2cm
- オレンジの搾り汁　2個分
- ライム（またはレモン）の搾り汁　1個分
- 白みそ　小さじ2
- あれば粉唐辛子　少々

トッピング
- パパイア、マンゴー、きゅうり、アボカド　各少量

作り方
1. パパイアは半分に切って種をとり、皮をむいて適当な大きさに切る。マンゴーは種をとり、皮をむいて適当な大きさに切る。
2. 1.と残りの材料をミキサーで混ぜ、冷蔵庫で冷やす。
3. トッピングの材料を角切りにして器に盛ったスープの真ん中に入れる。

✿パパイアに含まれる酵素パパインは、中性脂肪を分解して体脂肪の蓄積を防ぎます。美肌にも効く、おすすめの食材です。

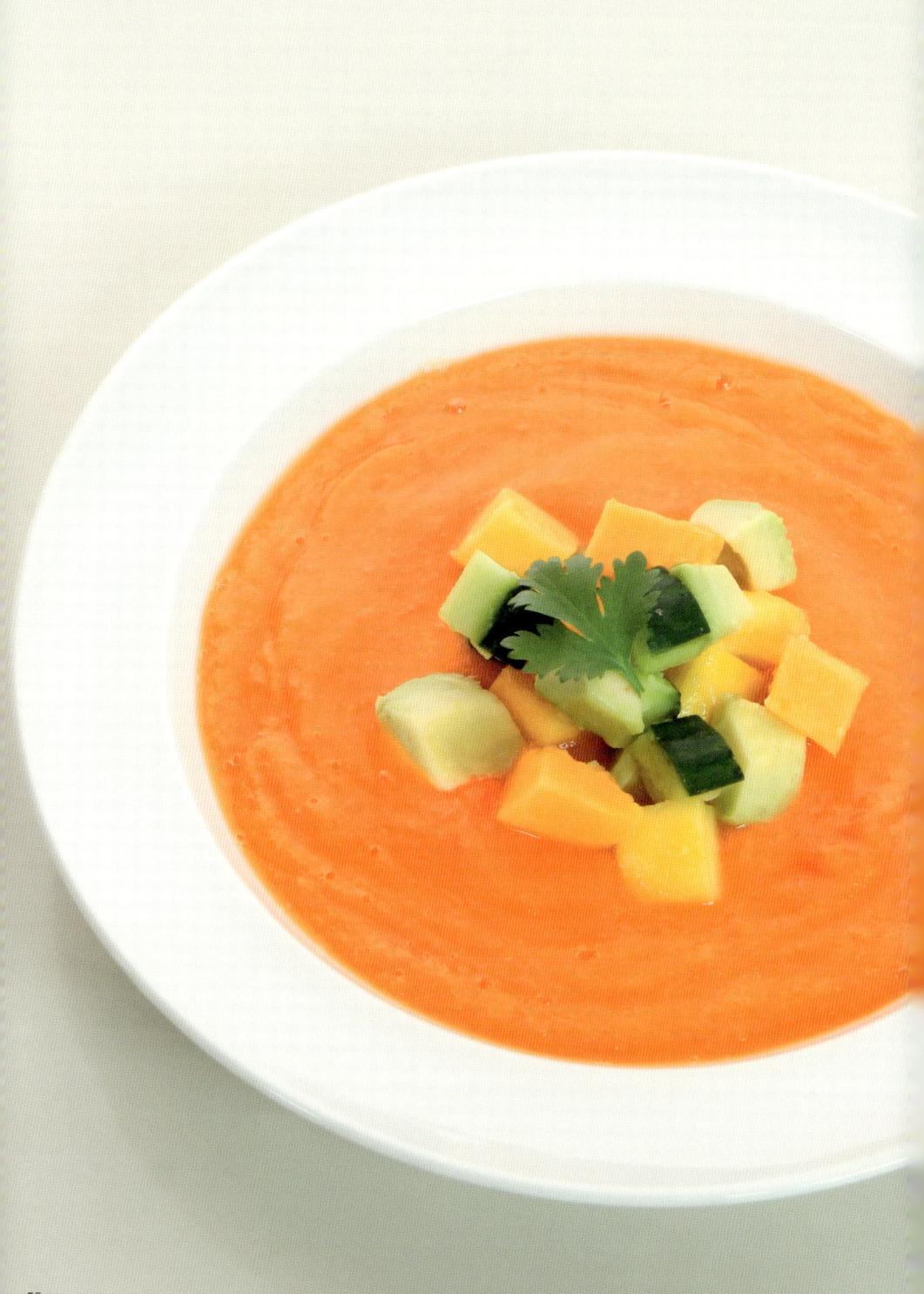

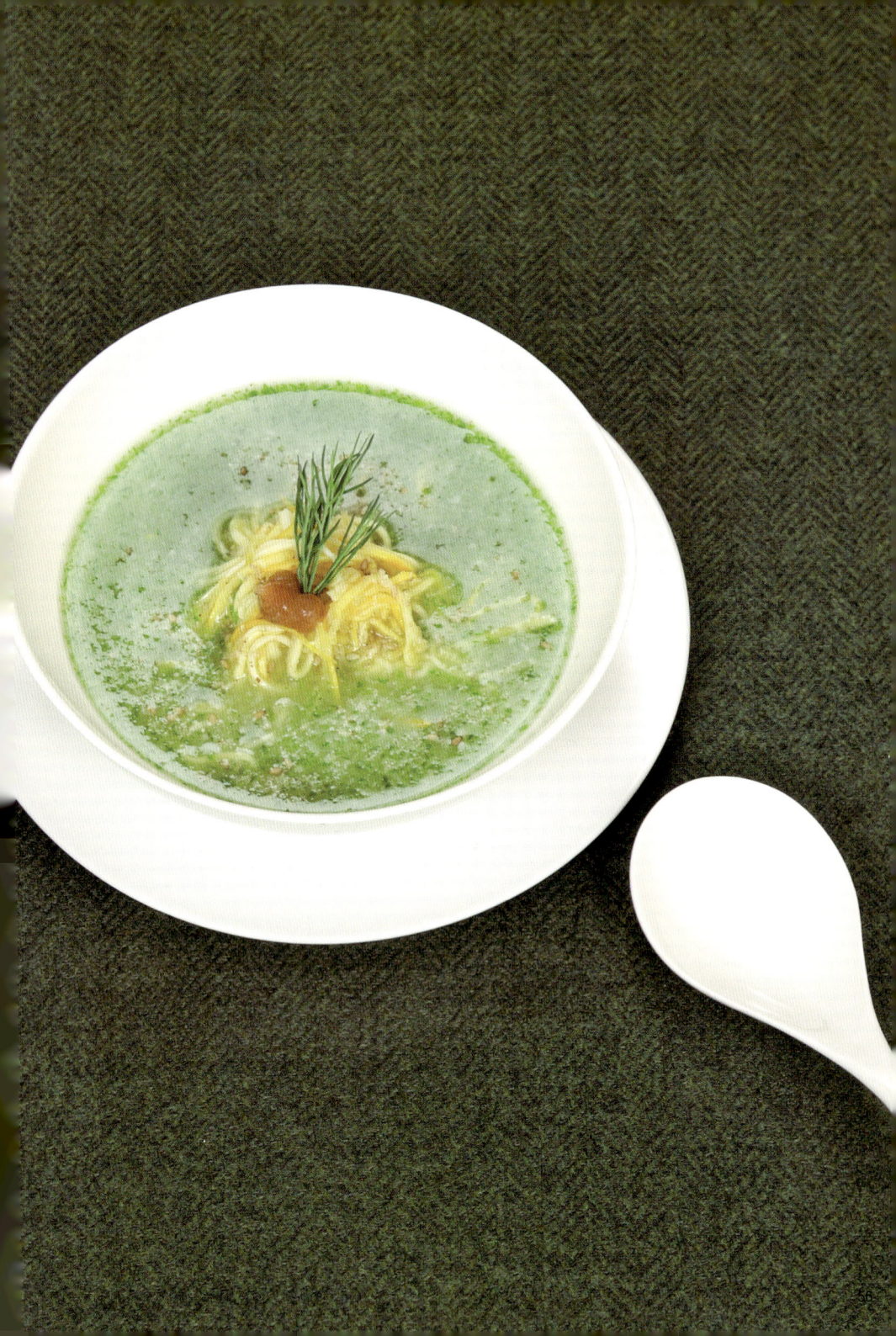

めん入りでも低カロリーでうれしい
ズッキーニヌードル入り
オクラスープ

材料（2人分）
スープ
- オクラ　4本
- 昆布だし　200㎖
- みりん　大さじ1
- 酒　小さじ2
- 塩麹　小さじ1
- 塩　ひとつまみ

ヌードル
- ズッキーニ　小1本

トッピング
- 梅肉、白すりごま、フレッシュディル　各少々

作り方
1．オクラはヘタをとり適当な大きさに切る。スープの材料をミキサーでなめらかになるまで混ぜる。
2．ズッキーニは包丁で長めの斜め千切りにする。
3．器に2.を入れて、1.をかけ、トッピングをのせる。

✿野菜のめんは、スパイローリーという器具を使うと簡単にできます（p.107参照）。

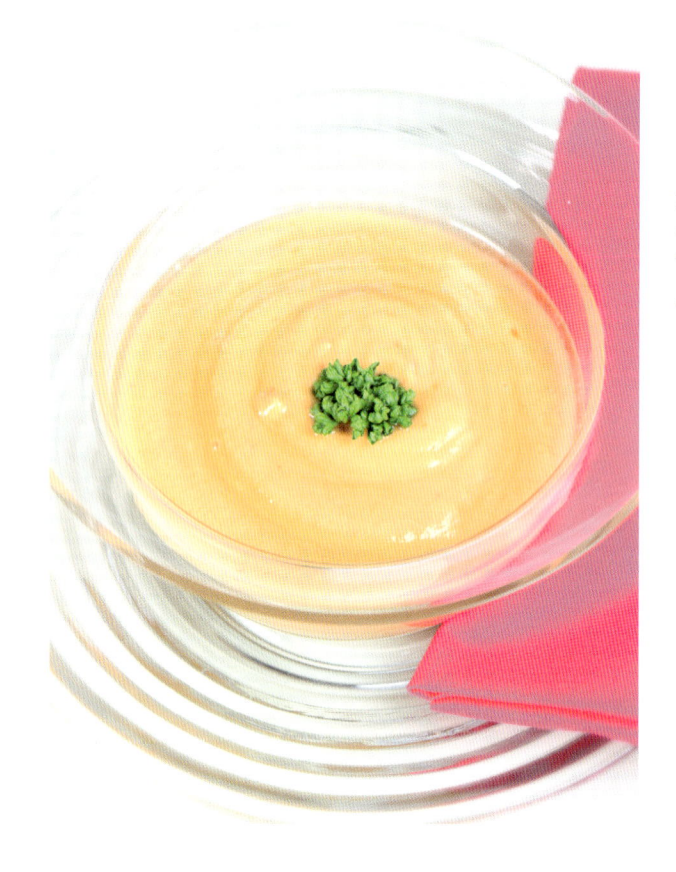

ガスパッチョ
定番の冷たいトマトのスープ

材料（2人分）
- トマト　2個
- セロリ　1/4本
- 赤パプリカ　1/4個
- アボカド　1/2個
- オリーブオイル　大さじ1
- レモン汁　小さじ2
- 塩　小さじ1/2
- こしょう　少々
- あればパセリ　少々
- 水　100㎖

作り方
1．トマト、セロリ、赤パプリカは適当な大きさに切る。アボカドは皮をむいて種をとり、適当な大きさに切る。
2．1.とパセリ以外のすべての材料をミキサーに入れ、なめらかになるまで混ぜる。
3．器に盛り、あればパセリのみじん切りを散らす。

✿フルーツトマトを使うと、色もきれいでおいしく仕上がります。

コーンチャウダー

生のとうもろこしがおいしい！

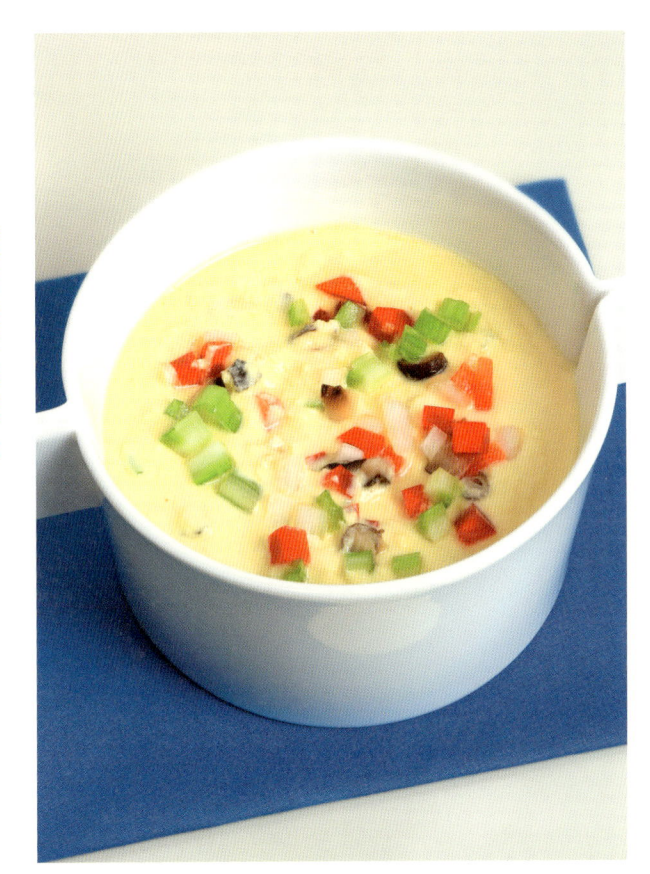

材料（2人分）
- とうもろこし　3本（約2カップ）
- 生カシューナッツ　1/2カップ
- 干ししいたけ　3枚
- レモン汁　小さじ2
- 塩　小さじ1
- ナツメグパウダー、こしょう　各少々
- 水　1カップ

具
- 赤玉ねぎ（または玉ねぎ）　1/6個
- 赤パプリカ　1/4個
- セロリ　6cm

作り方
1. 干ししいたけは水1カップに一晩つけて戻す。生カシューナッツは一晩水につけてから、よく洗い、ザルにあげて水気をきる。
2. とうもろこしは包丁で粒をそぎ落とす。
3. 戻した干ししいたけと具の野菜を、それぞれ5mmの角切りにする。
4. とうもろこしの半量と生カシューナッツ、干ししいたけの戻し汁、レモン汁、塩、ナツメグパウダー、こしょう、水をミキサーに入れ、クリーム状になるまで混ぜる。
5. ボウルに移し、残りのとうもろこしと3.とその他の材料を加えて混ぜる。

✿とうもろこしを生でいただくことで、酵素を生きたままとりこみます。とうもろこしが旬の時期にぜひ作ってみてください。

みそスープ

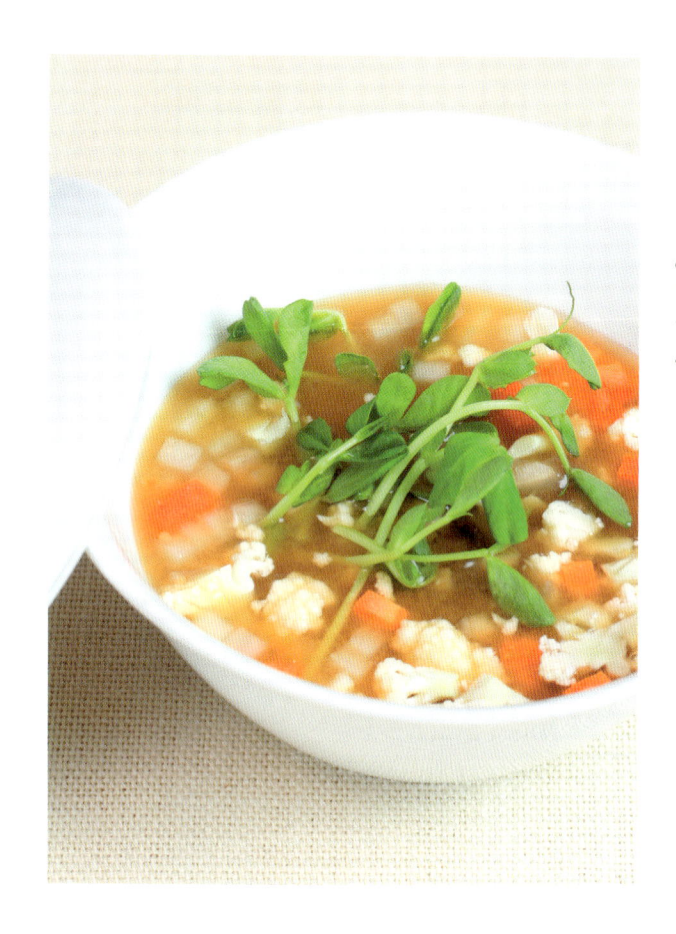

みその酵素がちゃんと生きてる

材料（2人分）
　干ししいたけ　2枚
　具（にんじん、大根、カリフラワー）
　　　　　　　　　　　　　　適量
　みそ　大さじ2
　昆布パウダー　小さじ1/2
　あれば豆苗　少々
　水　1 1/2 カップ

作り方
1．干ししいたけは水1 1/2カップに一晩つけて戻す。
2．戻した干ししいたけと、具のにんじん、大根、カリフラワーを小さい角切りにし、ひとつまみの塩（分量外）で軽くもむ。
3．1.の戻し汁にみそ、昆布パウダー、2.を入れて混ぜる。
4．器に注ぎ、あれば適当な長さに切った豆苗をのせる。

✿みそは、発酵が進んでいるものほど酵素がたくさん含まれています。味は少し濃いめのほうが、生の野菜と調和がとれます。温かくしていただきたいときは、半量の水でだしをとり、そこに沸騰させた残りの分量の湯を混ぜて作るといいでしょう。

セロリのクリームスープ

ミキサーでただ混ぜるだけ！

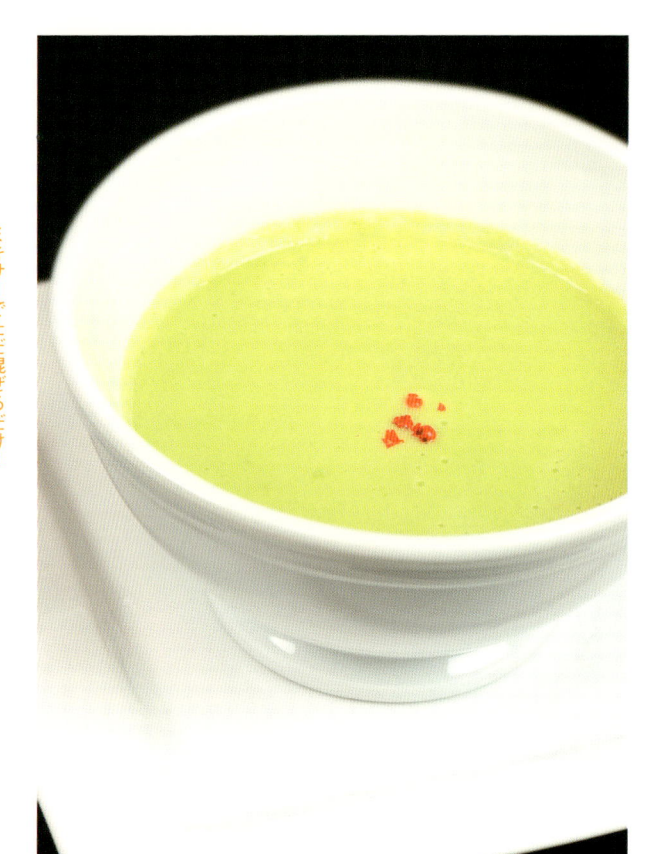

材料（2人分）
- セロリ　1本
- オリーブオイル　大さじ2
- レモン汁　1/8カップ
- メープルシロップ　小さじ1
- 塩　小さじ1弱
- あればカルダモンパウダー　少々
- 水　1/2カップ

作り方
すべての材料をミキサーでなめらかになるまで混ぜる。分離しやすいので、いただく直前に作ること。

okazu

肉や魚を食べないリビングフードでも、調理しだいで食べごたえのあるおかずになります。ベジミート、炒めない炒め物など、酵素たっぷりのおかずレシピをご紹介！

焼かない野菜のハンバーグ
ベジミートのレタスバーガー

材料
ベジミート（ベジバーグ6個分）
　根菜（にんじん、ごぼう、れんこんなど）
　　のみじん切り　3カップ
　松の実　1/2カップ
　ドライトマト（みじん切り）　10〜12枚
　オリーブオイル　1/4カップ
　豆みそ　大さじ2
　にんにく（すりおろし）　1かけ分
　オニオンパウダー　小さじ2
　ドライハーブ（バジル、セージ、オレ
　　ガノ、ローズマリーなど）　小さじ2
　ガーリックパウダー　小さじ1 1/2
　塩　小さじ1
　こしょう　ひとつまみ
レタスバーガー（2個分）
　レタス　2枚
　玉ねぎ、トマト、ピーマン（スライス）
　　　　　　　　　　　　　各2枚
　あればスプラウト　適量
　好みでトマトケチャップ、マヨネーズ、
　　マスタード　各適量

1．ベジミートのすべての材料をフードプロセッサーに入れ、軽くまとまるまで混ぜる。混ざりにくければ少量の水を加えてもよいが、混ぜすぎに注意すること。
2．1．を目の細かい網の上に薄くのばし、風通しのよい場所で半日〜1日ほど乾かす。乾きにくいときは扇風機の風を当てる。
3．ある程度水分が抜けたら、手で直径4cmの薄い円形に形作る。これでベジバーグは完成。
4．レタスを広げ、ベジバーグ、トマト、玉ねぎ、ピーマン、あればスプラウトを重ねる。好みでトマトケチャップ、マヨネーズ、マスタードをのせて包む。

✡ ベジミートはよく乾かすのがコツ。うまく水分がとべば、野菜の土くささが抜けて食べやすくなります。
✡ p.51のタルタルソースやp.79のトマトソースを使うと、完全な酵素料理となります。

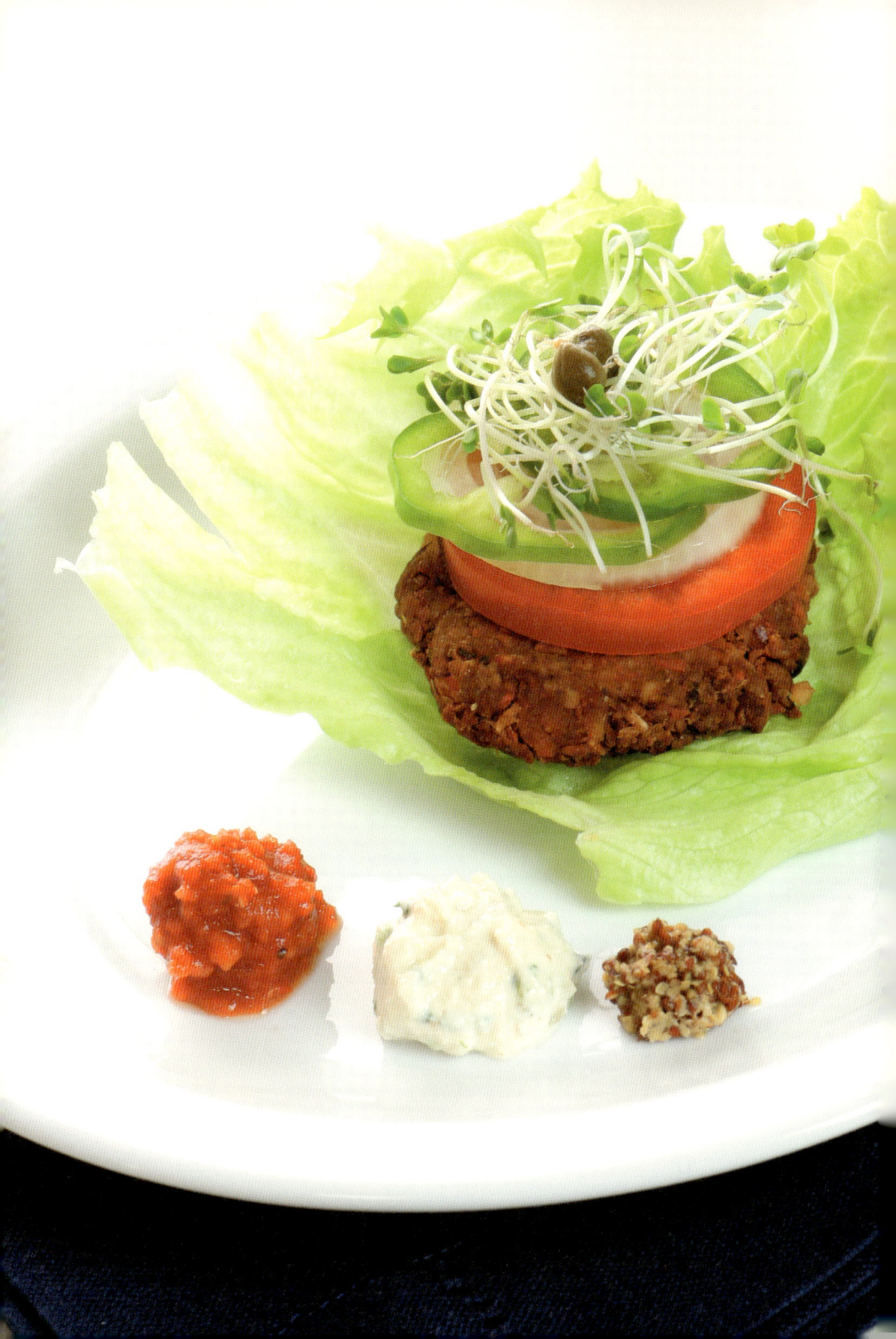

64

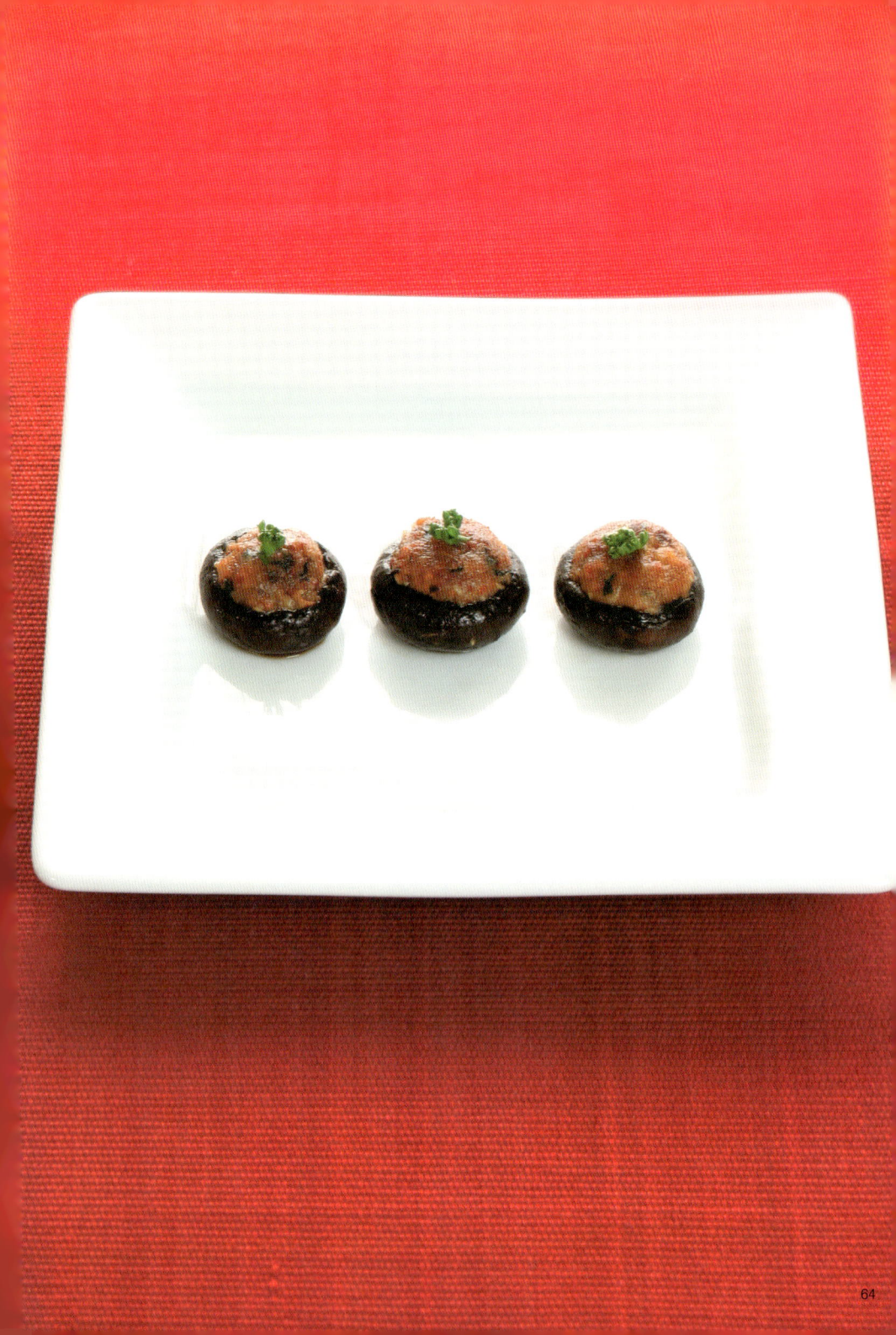

信じられない、これも生!?
マッシュルームの詰め物

材料（マッシュルーム 12個分）
| マッシュルーム　12個
A.
| しょうゆ　大さじ1
| オリーブオイル　小さじ2
| ドライオレガノ　小さじ1/2
| 黒こしょう　少々
詰め物
| 松の実　1/4カップ
| ドライトマト（みじん切り）　1〜2枚
| 白みそ　小さじ1
| バジルの葉　2枚
| にんにく（すりおろし）　1/2かけ分
| こしょう　少々

作り方
1．マッシュルームは軸をねじって抜きとり、A.を合わせた液に10〜15分ほどつけこむ。
2．詰め物の材料と1．でとったマッシュルームの軸をフードプロセッサーで混ぜて、マッシュルームの穴に詰める。

☆生のマッシュルームをしょうゆでマリネにすると、見た目も食感もまるで加熱料理のように。マッシュルームには炭水化物分解酵素のアミラーゼが豊富に含まれています。
☆フードプロセッサーで混ぜすぎると食感が悪くなるので、粒感を残して仕上げるのがコツ。

納豆と塩麹のダブル発酵パワー！
パワー納豆鉢

材料（2人分）
- 長いも　6cm
- アボカド　1個
- ラディッシュ　3個
- 納豆　1パック
- 塩麹　小さじ2
- 刻みのり　少々

作り方
1．長いも、アボカド、ラディッシュはそれぞれ1cmの角切りにする。
2．1．と納豆、塩麹をボールに入れて軽くあえ、器に盛って刻みのりをのせる。

✿納豆には、血液をサラサラにするナットウキナーゼほか、発酵の過程で生みだされたさまざまな酵素が含まれています。同じく発酵食品である塩麹とダブルで食べれば、効果も大きいですね。

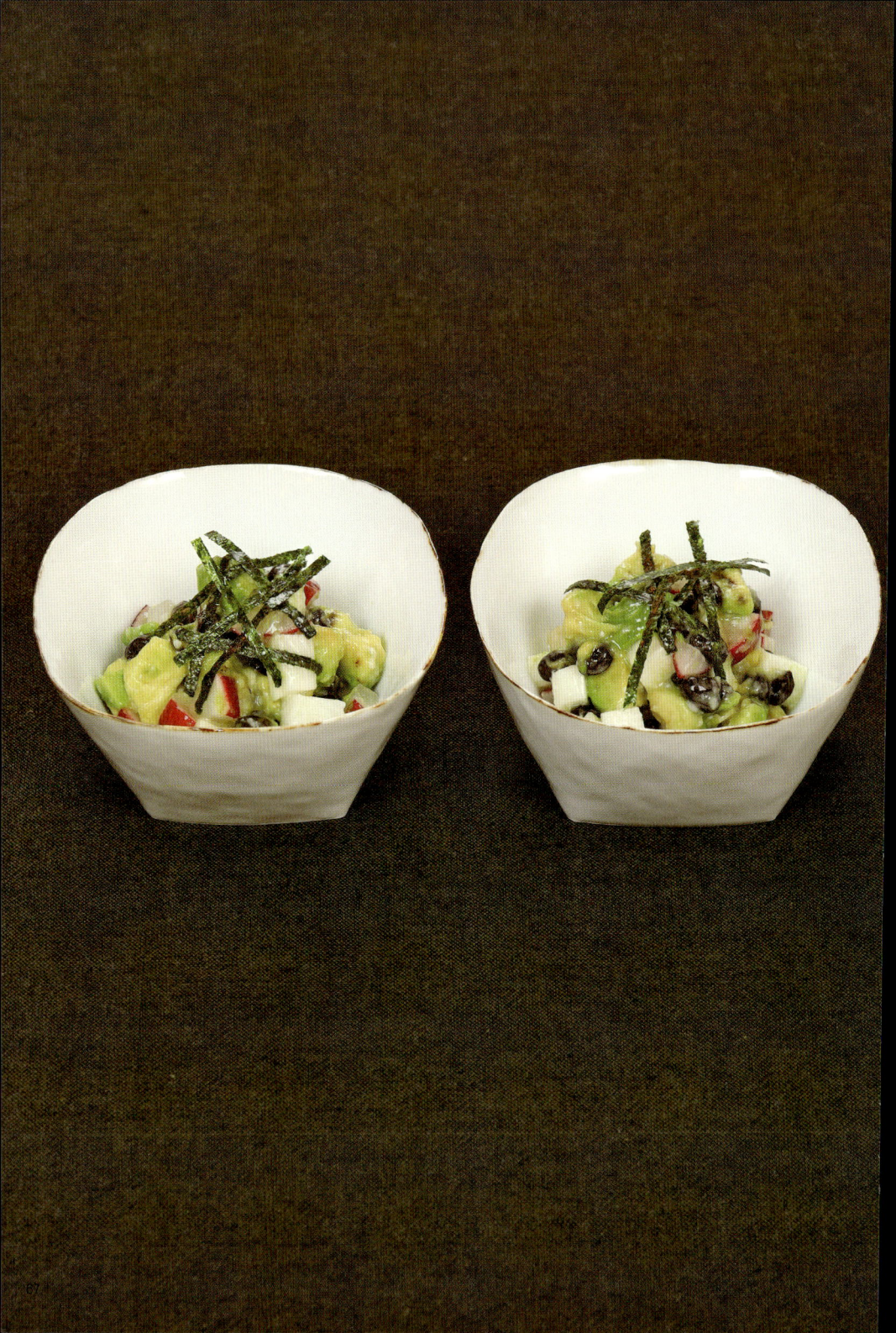

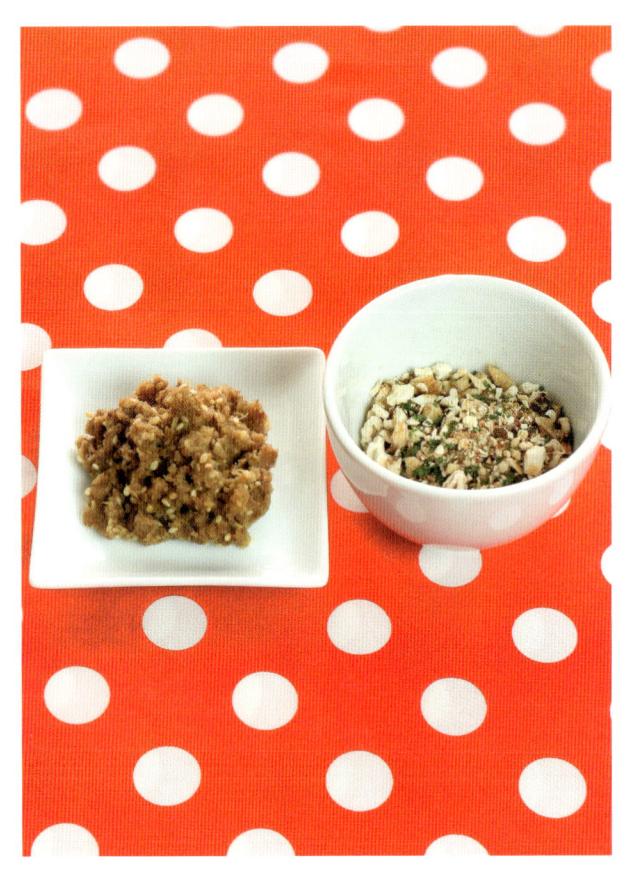

なめみそとイタリアンふりかけ

おつまみ、トッピング、ご飯のおともに

なめみそ
材料（2〜3人分）
- ごぼう　10cm
- 白ごま　大さじ2
- 白みそ　大さじ1
- メープルシロップ　小さじ1/2

作り方
ごぼうは皮つきのまますりおろしてボウルに入れ、ほかの材料と合わせて混ぜる。目の細かい網の上に広げ、天日または扇風機に当てて半日〜1日ほど乾かす。

✿ 甘めの白みそを選び、白ごまをたっぷり入れましょう。しっかり乾かすとごぼうのくさみがとんで食べやすくなります。そのままでおつまみにも。

イタリアンふりかけ
材料（2〜3人分）
- 干ししいたけ（粉末）　1/4カップ
- ドライトマト（みじん切り）　2〜3枚
- くるみ　4個
- ドライパセリ　小さじ1/2
- 塩　ひとつまみ

作り方
干ししいたけはミルで粉状にするか、おろし金でおろして粉にする。くるみは細かく砕く。すべての材料を混ぜ合わせる。

✿ パスタやサラダのトッピングにもぴったり。ご飯のふりかけとして使う場合は塩をやや多めにしてください。

リビングフードぎょうざ
薄切り大根の皮で包む

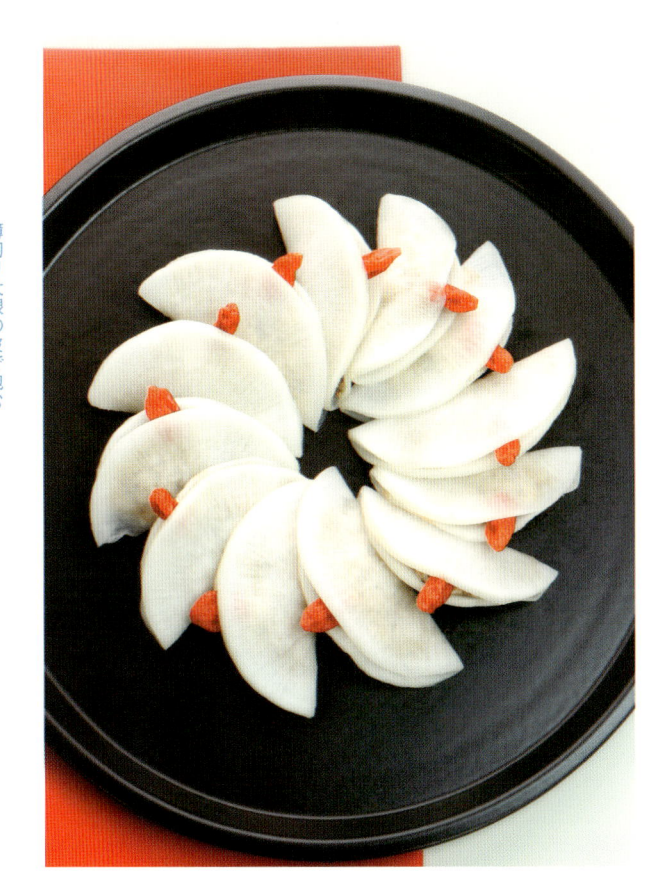

材料（2～3人分）
　大根（薄切り）　12枚
　生しいたけ　3枚
　くるみ　1/4カップ
　松の実　1/4カップ
　しょうゆ　大さじ1/2
　しょうが（すりおろし）　小さじ1
　あればクコの実　適量

作り方
1．大根は丸のまま薄切りにする。ひとつまみの塩をふり、しんなりしたらペーパータオルで軽く水気をふきとる。
2．生しいたけは粗めのみじん切りにしてしょうゆをかけ、少しおいてから水気をしっかり絞る。
3．くるみと松の実をフードプロセッサーで粗くくだき、2．としょうが（すりおろし）を加えてさらに軽く混ぜる。
4．3．を大根の皮に適量のせ、半分に折って包む。あれば最後にクコの実を飾る。

✿ 大根は炭水化物分解酵素のアミラーゼのほか、解毒・殺菌作用のあるオキシダーゼなども含む、すぐれた酵素食材です。

ひじきのピリ辛あえ

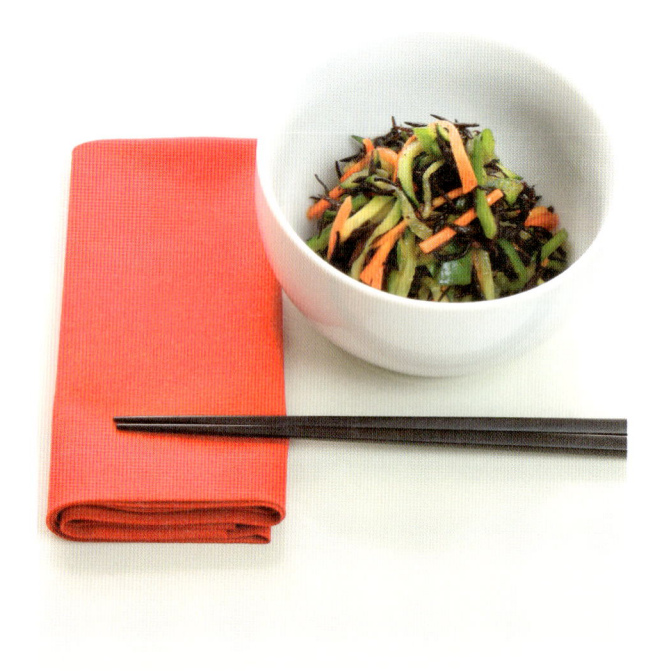

ベジタリアンの栄養食品

材料（2人分）
生ひじき（乾燥なら戻して） 1カップ
きゅうり 2本
にんじん ½本
ピーマン 2個
たれ
ごま油 大さじ3
レモン汁 大さじ3
しょうゆ 小さじ2
しょうが汁 小さじ1½
にんにく（すりおろし） ½かけ分
豆板醤 小さじ1

作り方
1．乾燥ひじきなら、水で戻して適当な長さに切る。生ひじきなら洗ってザルにあげる。
2．きゅうりとにんじんは斜めせん切り、ピーマンは細切りにする。
3．たれの材料を合わせ、1．と2．をあえる。

✿ひじきのカルシウムは牛乳の約12倍、鉄分は鶏レバーの約6倍。ベジタリアンには欠かせない栄養食品です。積極的にいただきましょう。

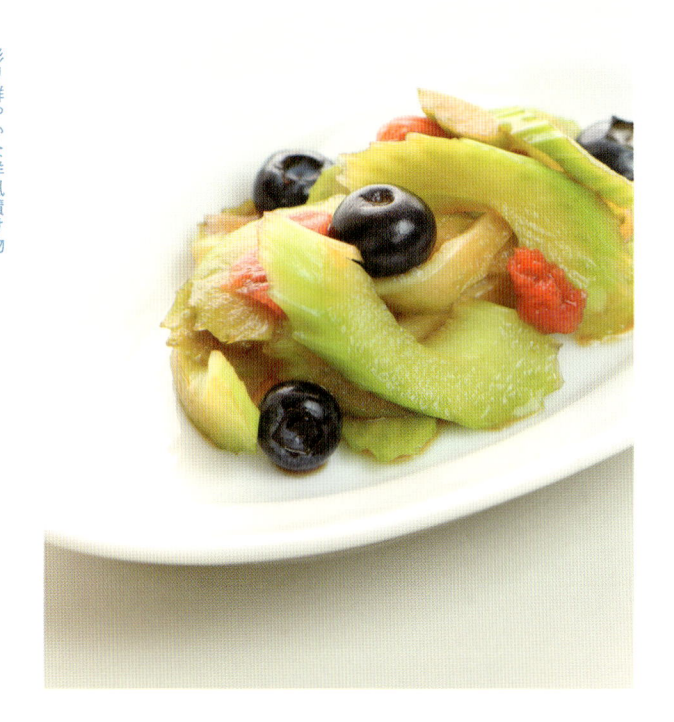

彩り鮮やかな洋風漬け物
セロリのしょうゆ漬け

材料（2人分）
セロリ　10cm
しょうゆ　大さじ1
梅干し　1個
ブルーベリー（冷凍でもOK）　20粒

作り方
1．セロリは斜め薄切りにする。梅干しは種をとってつぶす。
2．1．と残りの材料をボウルに入れ、おもしをして30分以上おく。

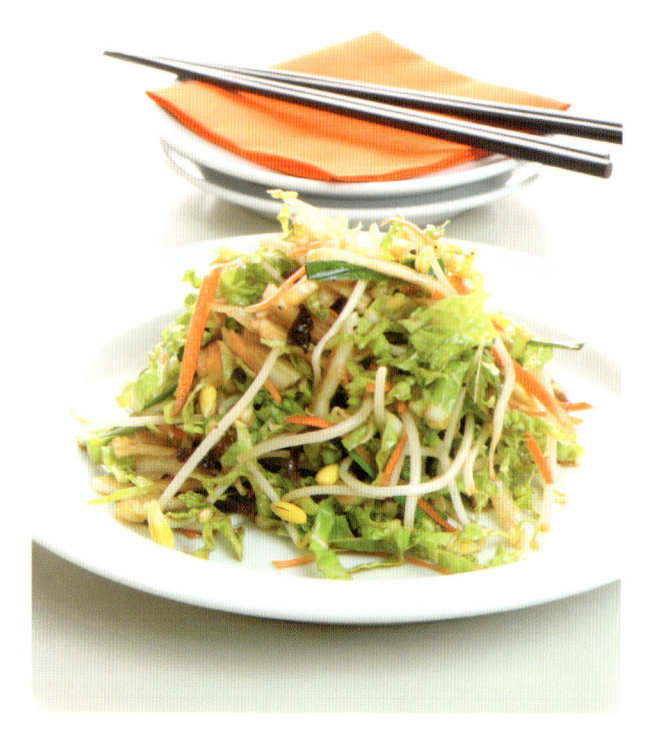

リビングフード野菜炒め

炒めてないのに炒め物風

材料（2人分）
- 白菜　3枚
- にんじん　1/4本
- きくらげ（乾燥）　1/4カップ
- にら　少々
- もやし　1カップ
- 炒りごま油　少々

たれ
- しょうゆ　大さじ1 1/2
- ごま油　大さじ1
- オニオンパウダー　小さじ1
- にんにく（すりおろし）　1/2かけ分
- 黒こしょう、塩　各少々

作り方
1. 白菜、にんじん、水で戻したきくらげはせん切り、にらは3cmの長さに切る。
2. たれの材料を混ぜて1.ともやしをあえ、最後に炒りごま油をかける。

✿ごま油は、低温圧搾法で作られたものなら酵素が残っています。炒りごま油（炒ったごまからとった油）には酵素は含まれませんが、ここでは香りづけに少量使います。

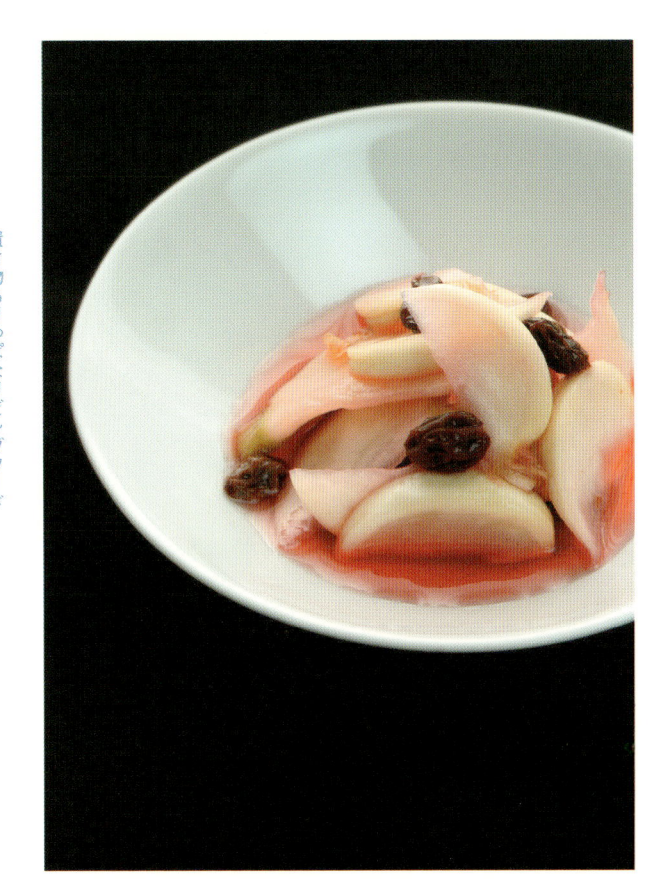

漬け物もりっぱなリビングフード
かぶの甘酢漬け

材料（2人分）
かぶ　1個
レーズン　大さじ2
梅酢　大さじ2
アガベシロップ　小さじ1

作り方
1．かぶは薄いくし形切りにする。
2．1.と残りの材料を容器に入れ、おもしをして30分以上おく。

✿酢は炭水化物消化酵素アミラーゼのはたらきを抑えてしまうので、リビングフードでは使いません。でも、穀物酢や醸造酢より酸度が低い果実酢なら、抑制効果がほとんどないので大丈夫。果実酢には、梅酢のほか、りんご酢、ワインビネガーなどがあります。

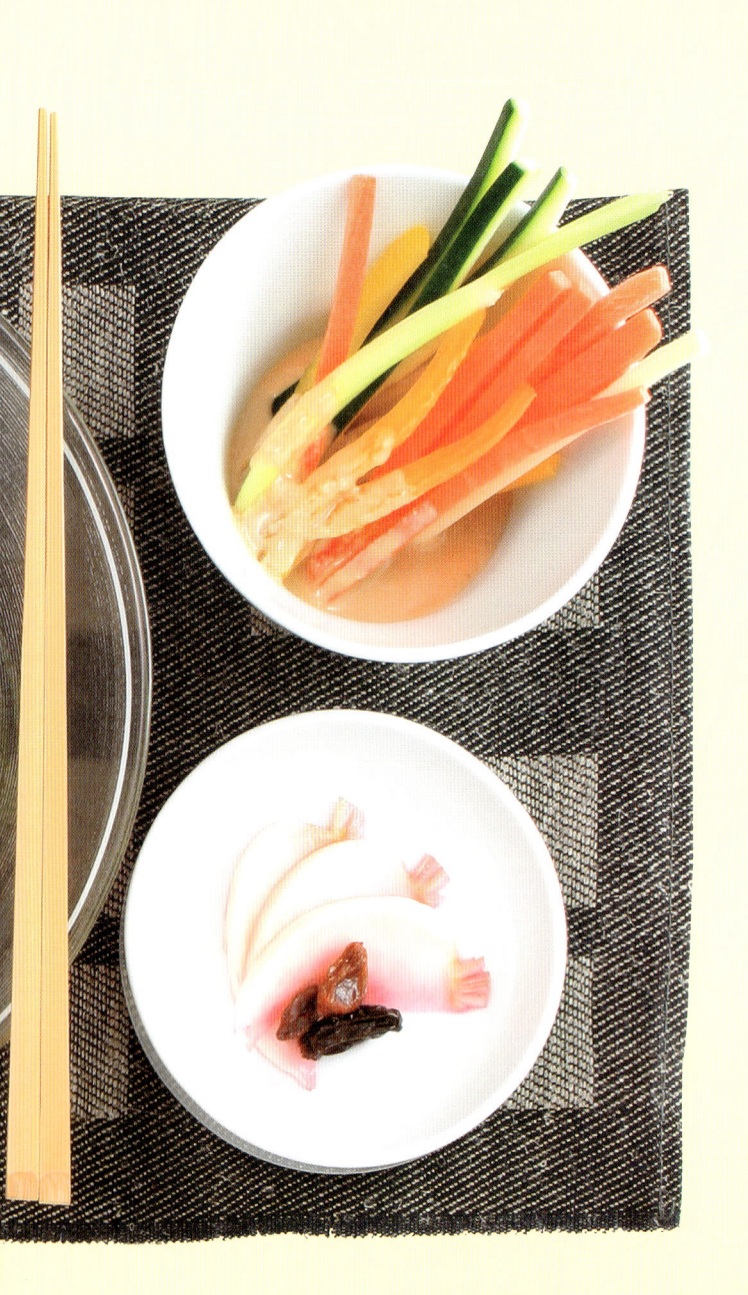

夕食

夜は食べたものの栄養を吸収する時間帯です。
夕食に加熱食、加工食をたくさん食べると、
体内の消化酵素をムダ遣いすることに。
生きた酵素をおいしくいただきましょう。

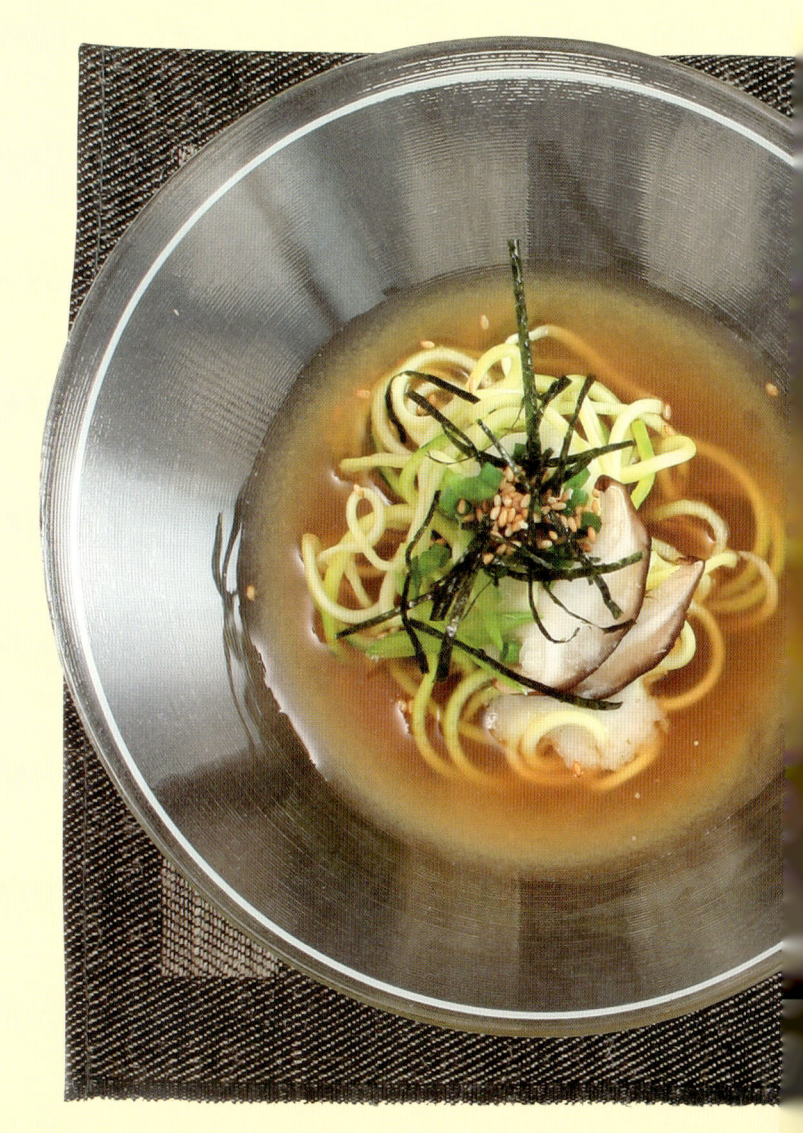

冷やしとろろうどん
(p.84)
かぶの甘酢漬け
(p.73)
野菜スティック
ごまドレッシング (p.48)

main

夕食にぴったりの主食レシピを紹介します。レシピどおりにすべてリビングフードで作るだけでなく、めんや玄米、白米などを加えて、食べやすくアレンジしてみてください。

ナッツとスプラウトの酢飯で作る
巻きずし

材料
- のり 2枚
- ナッツのツナ風サラダ（p.44参照） 1カップ
- アルファルファ 適量

具
- アボカド、パプリカ、きゅうり、にんじん、あさつきなど 各適量
- 黒ごま 少々

作り方
1. アボカド、パプリカ、きゅうり、にんじんは細切り、あさつきは適当な長さに切る。
2. 巻きすの上にのりを置き、ナッツのツナ風サラダやアルファルファを酢飯に見立てて、のりの上に広げる。その上に好みの具を置き、巻きすで巻く。

✿ 炊いたご飯には酵素が含まれていないので、酵素食ではありません。そこで、ナッツのツナ風サラダやアルファルファを酢飯の代わりにしてみました。具の野菜はお好みでなんでもOK。ナッツクリーム（p.88参照）、アルファルファ、細く切ったフルーツを巻いたフルーツずしもおいしいです。

77

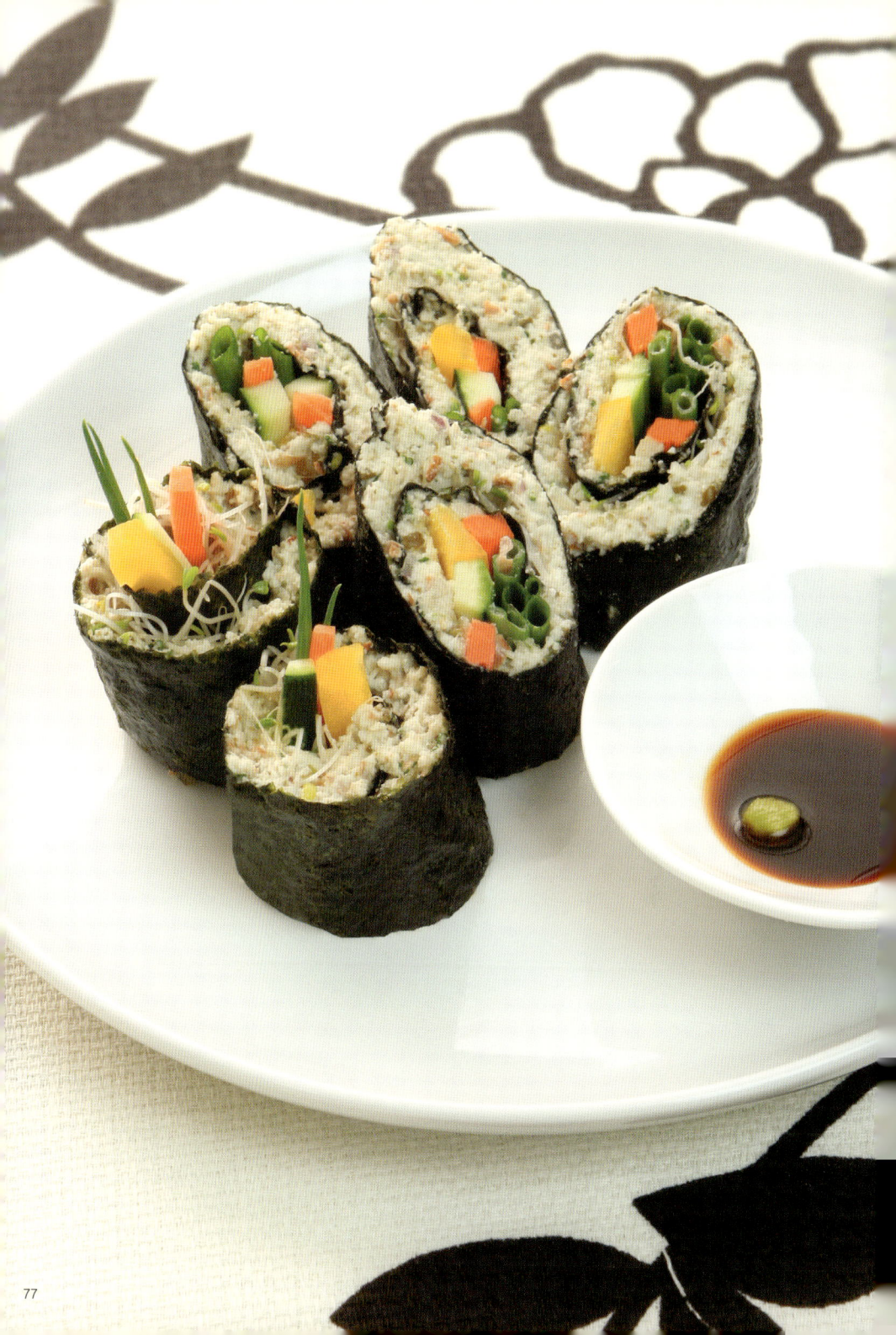

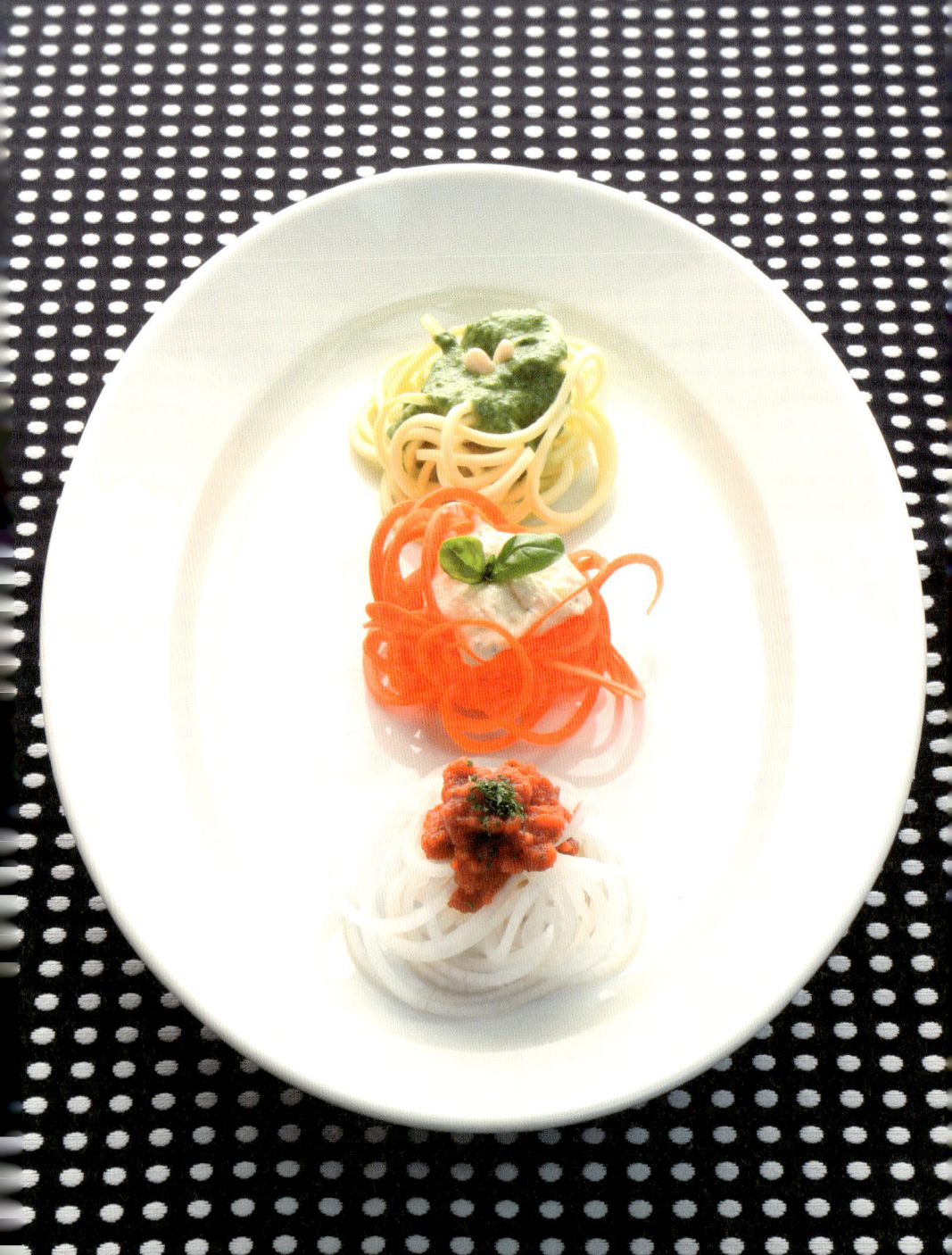

ズッキーニ・にんじん・大根のめんでさわやかに
3種類のパスタソース

バジルソース (奥)
材料
- バジルの葉　2カップ
- 松の実　1/4カップ
- オリーブオイル　1/4カップ
- にんにく　1/2かけ
- 白みそ　小さじ2
- 塩　小さじ1/2

作り方
1. 松の実以外の材料をフードプロセッサーで軽く混ぜる。
2. 松の実を加えて、さらになめらかになるまで混ぜる。混ぜすぎに注意すること。

クリームソース (中央)
材料
- ナッツチーズ(p.86参照)　1 1/2カップ
- 白みそ　小さじ2
- 水　1/4カップ〜
- ナツメグ、塩、こしょう　各少々
- あればディルの葉　2枚

作り方
1. ディルの葉以外の材料をフードプロセッサーにかけて、なめらかなクリーム状にする。必要があればさらに水を足してもOK。
2. フードプロセッサーからとり出し、あれば粗みじん切りにしたディルの葉を加えて混ぜる。

トマトソース (手前)
材料
- イタリアントマト　2個
- ドライトマト(みじん切り)　6〜8枚分
- バジルの葉　2〜3枚
- メープルシロップ　大さじ1 1/2
- レモン汁　大さじ1
- 塩　小さじ1/2
- こしょう　少々

作り方
1. イタリアントマトは半分に切って種をとる。
2. 1.と残りのすべての材料をミキサーで混ぜ合わせる。味をみて、塩気が足りなければ少量の塩(分量外)を足してさらに混ぜる。

✿ 普通のトマトでもできますが、水分の少ないイタリアントマトを使うと濃厚なソースに仕上がります。ソースが水っぽくなったときは、ドライトマトのみじん切り(分量外)を加えるとよいでしょう。
✿ ここでは、めんに野菜を細く切ったものを使っています(奥から、ズッキーニ、にんじん、大根)が、もちろん普通のめんにからめて使うことも。カッペリーニなどの細めんがおすすめです。その場合も、野菜のめんを少し混ぜると消化が楽になります。

大根の皮で、見た目もそっくり
生春巻き

材料
| 大根　10cm
具
| アボカド、にんじん、パプリカ、もやし、
| 　サニーレタス、パクチーなど　各適量
スイート＆チリソース
| イタリアントマト　2個
| ドライトマト（みじん切り）　3〜4枚
| メープルシロップ　大さじ3
| レモン汁　大さじ2
| 粉唐辛子　小さじ1
| 塩　小さじ1/2
| こしょう　少々

作り方
1．大根はかつらむきにしてできるだけ長めに切る。アボカド、にんじん、パプリカは細切り、パクチーは適当な長さに切る。
2．大根の皮の上にサニーレタスをしき、その他の野菜を並べて、くるりと巻き込む。巻き終えたところで大根を切る。端がうまくとまらなければ、楊枝でとめる。
3．イタリアントマトは種をとって適当な大きさに切り、スイート＆チリソースの残りの材料とともにフードプロセッサーに入れて混ぜ合わせる。粉唐辛子の量は好みで加減して。

☆生春巻きの皮には、大根以外に、かつらむきにしたズッキーニや軽くゆでたキャベツなども使えます。

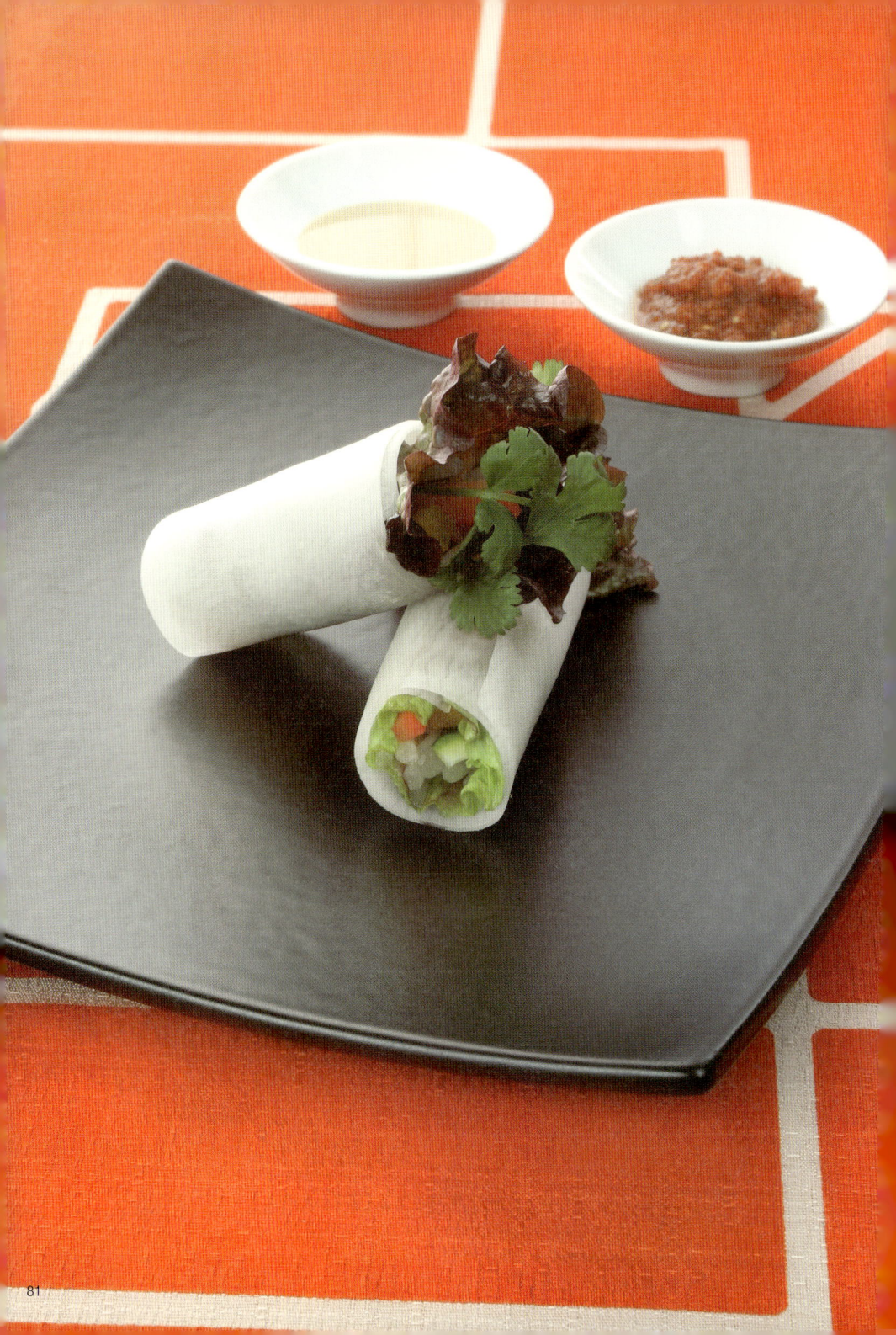

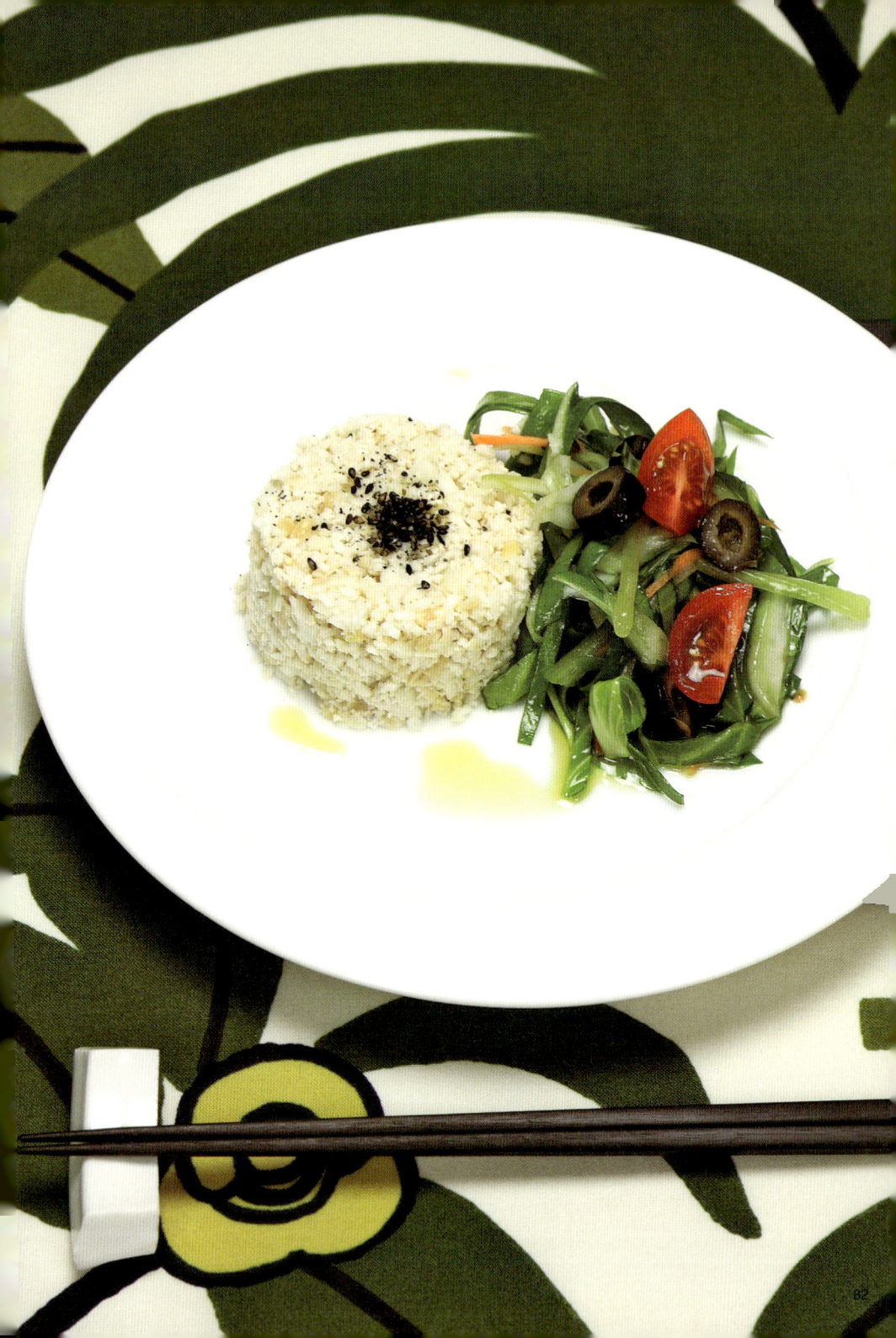

シャリシャリした食感の新感覚ライス!?
カリフラワーライスと
チンゲン菜のあえもの

材料（2人分）
カリフラワーライス
　カリフラワー　2カップ
　松の実　1/4カップ
　黒ごま　小さじ1
　レモン汁　小さじ1
　アガベシロップ　小さじ1
　塩　小さじ1/4
チンゲン菜のあえもの
　ミニチンゲン菜　2株
　人参　3cm
　ブラックオリーブ（スライス）　1/5カップ
　オリーブオイル　大さじ1
　レモン汁　小さじ1
　塩　少々

作り方
1．カリフラワーライスの材料をフードプロセッサーに入れ、少し粒感を残す程度に混ぜる。
2．ミニチンゲン菜は縦に細切り、にんじんは千切りにし、その他の材料とともにボールで混ぜる。
3．1．を器に盛り、サイドに2．を添え、あればプチトマト（分量外）をのせる。

冷やしとろろうどん

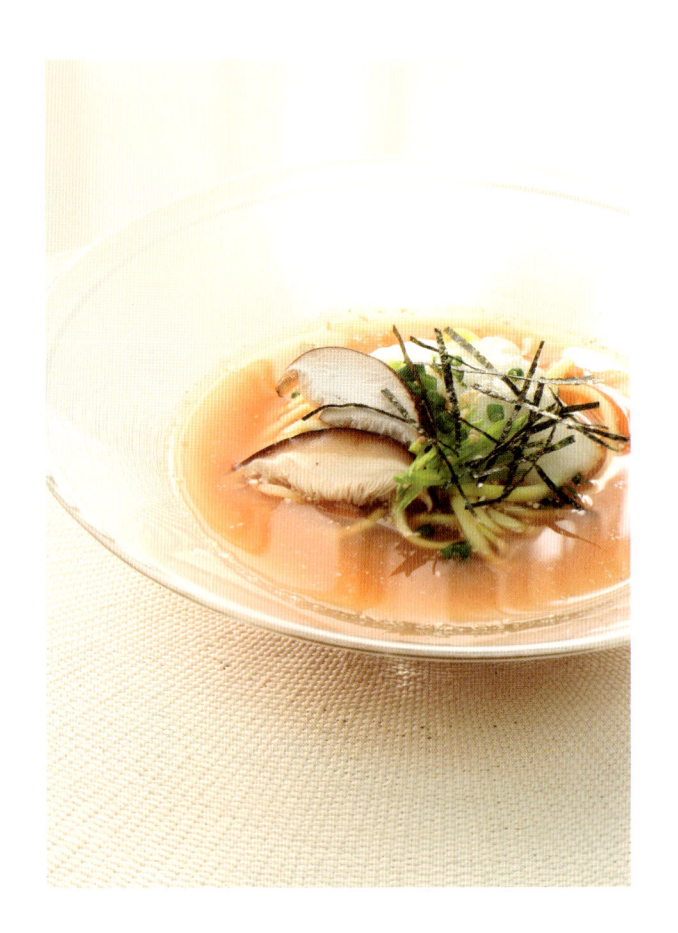

めんにも汁にも酵素がいっぱい！

材料（2人分）
- ズッキーニ　3本
- 絹さや　1/2カップ
- 生しいたけ　6枚
- 長いも（すりおろし）　5cm分
- あさつき　2本
- 白ごま　大さじ2
- 炒りごま油　少量
- 好みでのり、わさび　各適量

かけ汁
- だし汁（水3カップ、干ししいたけ2枚、昆布3cm）　3カップ
- みそ　大さじ2
- しょうゆ　大さじ1
- しょうが汁　小さじ2
- 塩　ひとつまみ

作り方
1. 水3カップに干ししいたけと昆布を入れて一晩おき、だし汁を作る。
2. ズッキーニは包丁またはスライサーで細長くめんのように切り、軽く塩もみしておく。絹さやは細切り、生しいたけは薄切りにする。
3. かけ汁の材料を混ぜ合わせる。
4. 2.を器に入れて3.のかけ汁を注ぐ。長いも、小口切りにしたあさつき、白ごまをのせ、香りづけに炒りごま油をたらす。好みでのりとわさびを添える。

✿物足りない場合は、ズッキーニのめんにそうめんを混ぜていただきましょう。温かいスープがお好みなら48℃まで温めても大丈夫です。

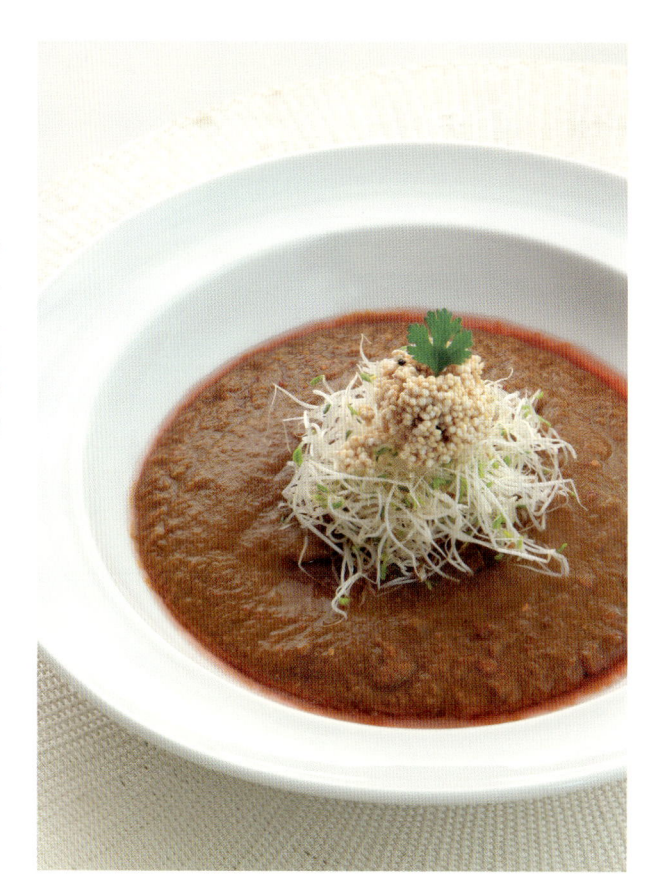

スープカレー
混ぜるだけで本格的な味

材料（2人分）
- 生カシューナッツ　1/2カップ
- にんじん　小1/4本
- 玉ねぎ　1/8個
- イタリアントマト　1/2個
- りんご　1/4個
- ベビーリーフ　1/2パック（約20g）
- ドライトマト（みじん切り）　2〜3枚
- ココナッツパウダー　大さじ2
- カレーパウダー　大さじ1
- しょうゆ　大さじ1/2
- 白みそ　大さじ1/2
- 塩　ひとつまみ
- 水　1/2カップ

作り方
1. 生カシューナッツは一晩水につけてから、よく洗い、ザルにあげて水をきる。にんじん、玉ねぎ、イタリアントマト、りんご（芯は除く）は適当な大きさに切る。
2. 1.と残りのすべての材料をミキサーに入れ、なめらかになるまで混ぜる。

✿ 写真のスープカレーの上にはスプラウトとキヌア（雑穀の一種）をのせています。スープカレーとしてはもちろん、このように雑穀やご飯にかけてもおいしくいただけます。雑穀は、2〜3日水につけて（1日に3〜4回水を替える）酵素抑制物質をとり除いてから使いましょう。

nuts

動物性たんぱく質は消化しにくいため、リビングフードではたんぱく質はナッツや種からとります。ナッツは、生のものを選び、浸水させて使うのが酵素を生かすポイントです。

小腹がすいたら気軽につまんで
ナッツチーズとおつまみナッツ

ナッツチーズ
材料（作りやすい量）
> 生アーモンド　2カップ
> 水またはリジュベラック（p.104 参照）　1カップ
> みそ　大さじ1

作り方
1．生アーモンドはボウルに入れ、かぶるくらいの熱湯を注いで5分おいてから皮をむく。手早く処理をすることでアーモンドの酵素は守れる。湯に浸したままのほうがむきやすいが、やけどに注意。
2．すべての材料をミキサーに入れ、なめらかになるまで混ぜる。
3．ボウルにザルを重ね、ガーゼを張った中に2．を入れて、ガーゼで包みこむ。そのままおもしをのせて暖かい場所に7〜10時間おく。
4．密閉容器に移して冷蔵庫で保存。固いチーズにしたければ、冷蔵庫に入れている間もおもしをしておき、ちょうどよい固さになったら密閉容器に移す。

✿ できあがりはカッテージチーズのような感じ。そのままでは味がないので、塩とハーブ（みじん切り）や、メープルシロップとドライフルーツ（みじん切り）などを混ぜていただきましょう。一晩浸水させたカシューナッツでもできます。

おつまみナッツ
材料（作りやすい量）
> 好みの生のナッツや種（アーモンド、くるみ、カシューナッツ、ピスタチオ、かぼちゃの種、ひまわりの種など）　1カップ
> しょうゆ　1/4カップ
> ガーリックパウダー　小さじ2

作り方
1．ナッツは一晩水につけてから、よく洗い、ザルにあげて水気をきる。
2．しょうゆとガーリックパウダーを合わせたつけ汁にナッツをからめてから、目の細かい網にのせ、天日で干して表面を乾かす。

✿ 扇風機の風を当てると早く乾きますが、カリカリにはなりません。カリカリがお好みの場合は、ディハイドレーター（＝食品乾燥機、p.107参照）を使うとよいでしょう。
✿ 冷凍庫で約1か月保存できます。

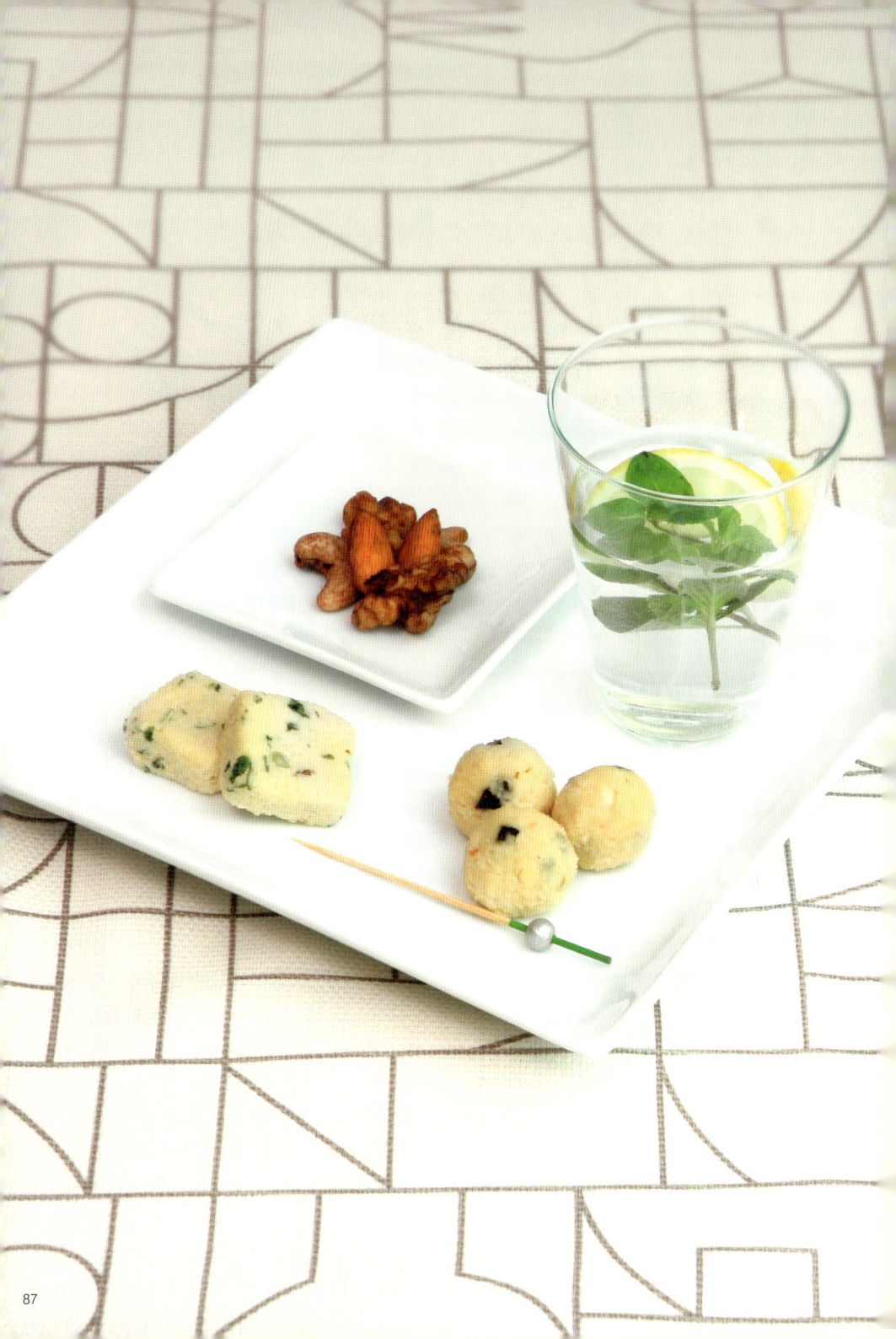

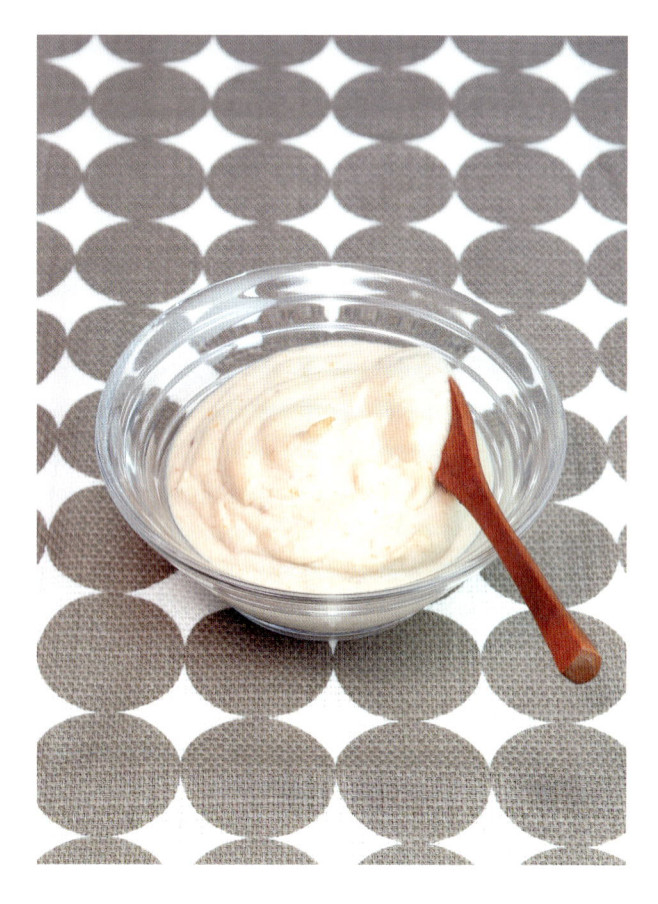

ナッツクリーム
砂糖を使わないヘルシークリーム

材料（作りやすい量）
| 生カシューナッツ　1カップ
| アガベシロップ　大さじ1
| 塩　ひとつまみ
| バニラエッセンス　少々
| 水　1/2カップ〜

作り方
1．生カシューナッツは一晩水につけてから、よく洗い、ザルにあげて水気をきる。
2．1.と塩、バニラエッセンス、水をミキサーに入れ、なめらかになるまで混ぜて、ガーゼでこす。
3．好みで適量のアガベシロップを混ぜる。

✿冷凍庫で1時間以上寝かせると固まり、クリーム絞り器でも扱いやすくなります。リビングフード以外のお菓子やパンなどにもどうぞ。アーモンドやマカダミアナッツでもおいしくできます。

ナッツミルク

ナッツからミルクも作れます

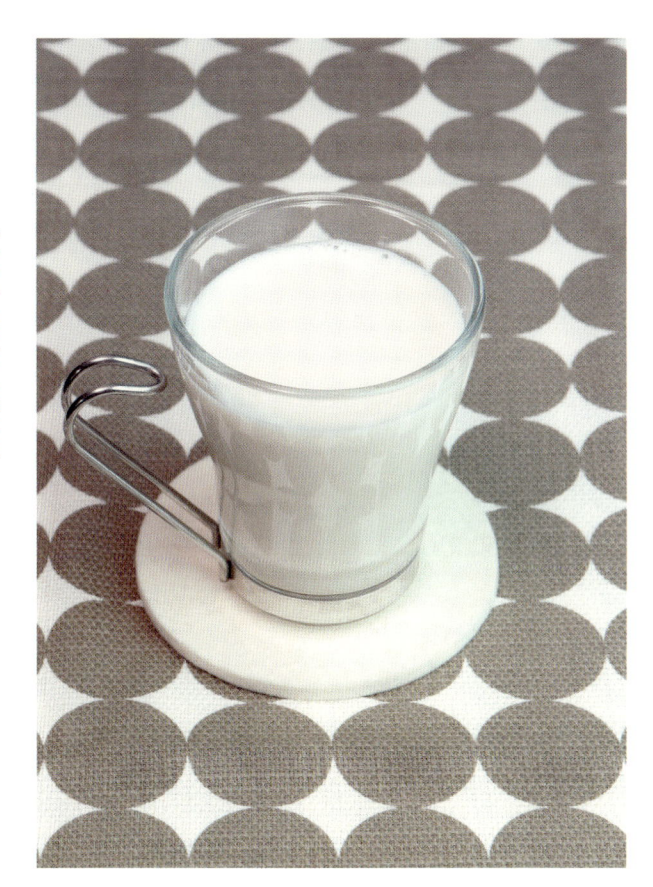

材料（4杯分）
　生アーモンド（または生カシューナッツ、生マカダミアナッツ）　1カップ
　デーツ　4〜5個
　バニラエッセンス　小さじ1
　塩　少々
　水　3カップ

作り方
1．生アーモンドは一晩水につけてから、よく洗い、ザルにあげて水気をきる。デーツは種をとり、小さく切る。
2．1．と残りの材料をミキサーに入れ、なめらかになるまで混ぜて、ガーゼでこす。

✿ 牛乳にはラクトース（乳糖）という糖分が含まれていますが、人間は乳幼児期を過ぎるとラクトース分解酵素のラクターゼの分泌が止まってしまうため、うまく消化ができません。そのため消化不良や下痢が起きるのですが、そんな症状をおもちの方でも、このミルクは安心していただけます。もちろん酵素もたっぷりです。
✿ 余った分は冷蔵庫に入れ、1日で使いきるようにしましょう。

dessert

ヘルシー食やダイエットでは敬遠されがちなデザートも、リビングフードならしっかり楽しめます。砂糖を使わず、ドライフルーツやメープルシロップで自然な甘みを加えています。

粉を使わず焼かない生地で
キウイフルーツのアイスタルト

材料（22cmタルト型）
タルト生地
- ココナッツパウダー（粗挽き） 2 1/2 カップ
- デーツ 1/3 カップ
- バナナ 1本
- 塩 ひとつまみ

フィリング（中身）
- アボカド 2個
- キウイフルーツ 4個
- メープルシロップ 1/2 カップ
- レモン汁 1/2 カップ

トッピング
- 好みの果物 適量

作り方
1. デーツは種をとり小さく切って、ココナッツパウダーとともにフードプロセッサーに入れてよく混ぜる。さらにバナナと塩を加え、なめらかに丸くまとまるまで混ぜる。
2. タルト型に薄くなたねサラダ油（分量外）を塗り、1.を均等にしきつめる。
3. フィリングの材料をフードプロセッサーで混ぜ合わせてタルト型に流し入れ、その上に好みの果物を適当に切って飾る。
4. 冷凍庫で約2時間冷やし固める。

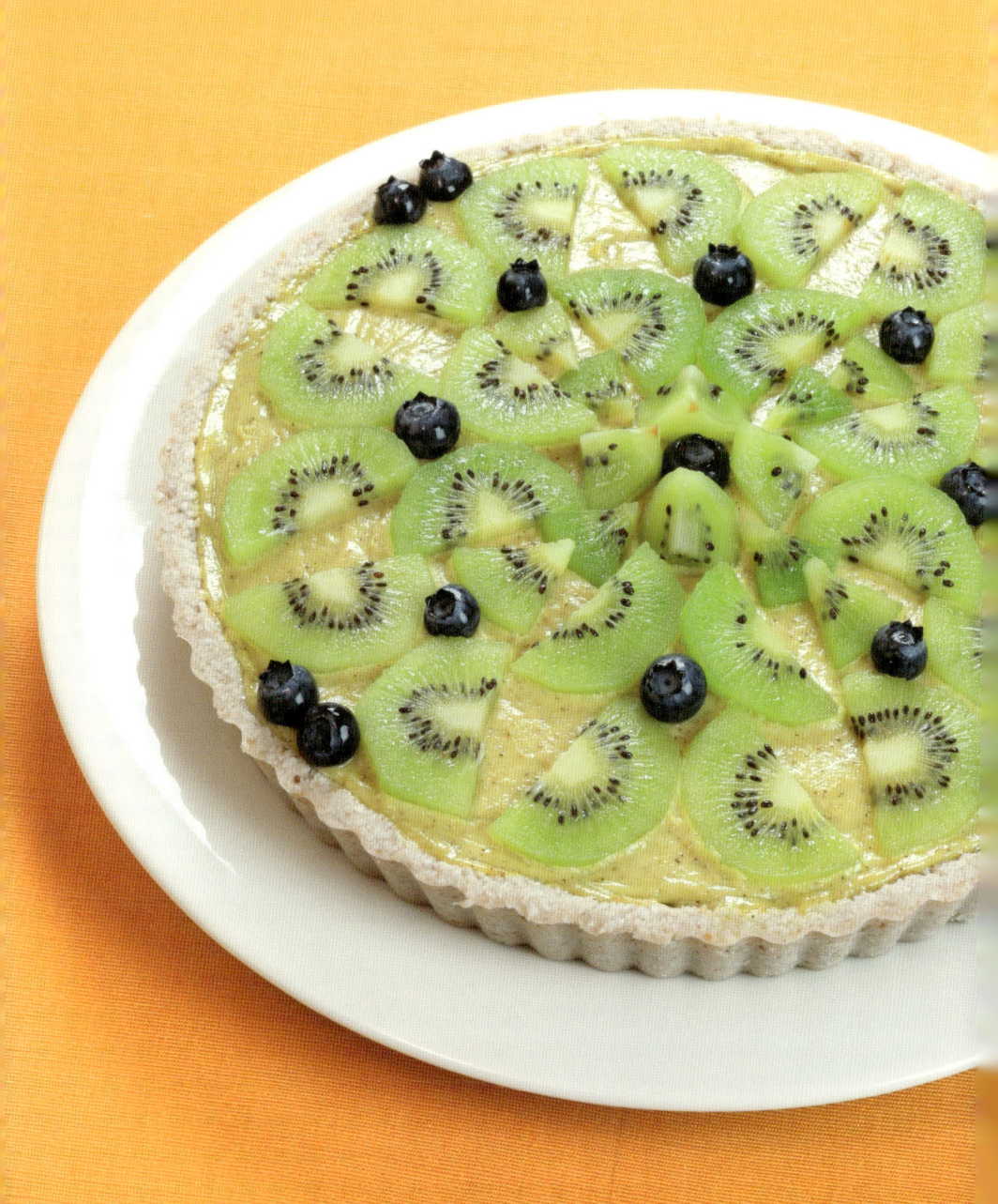

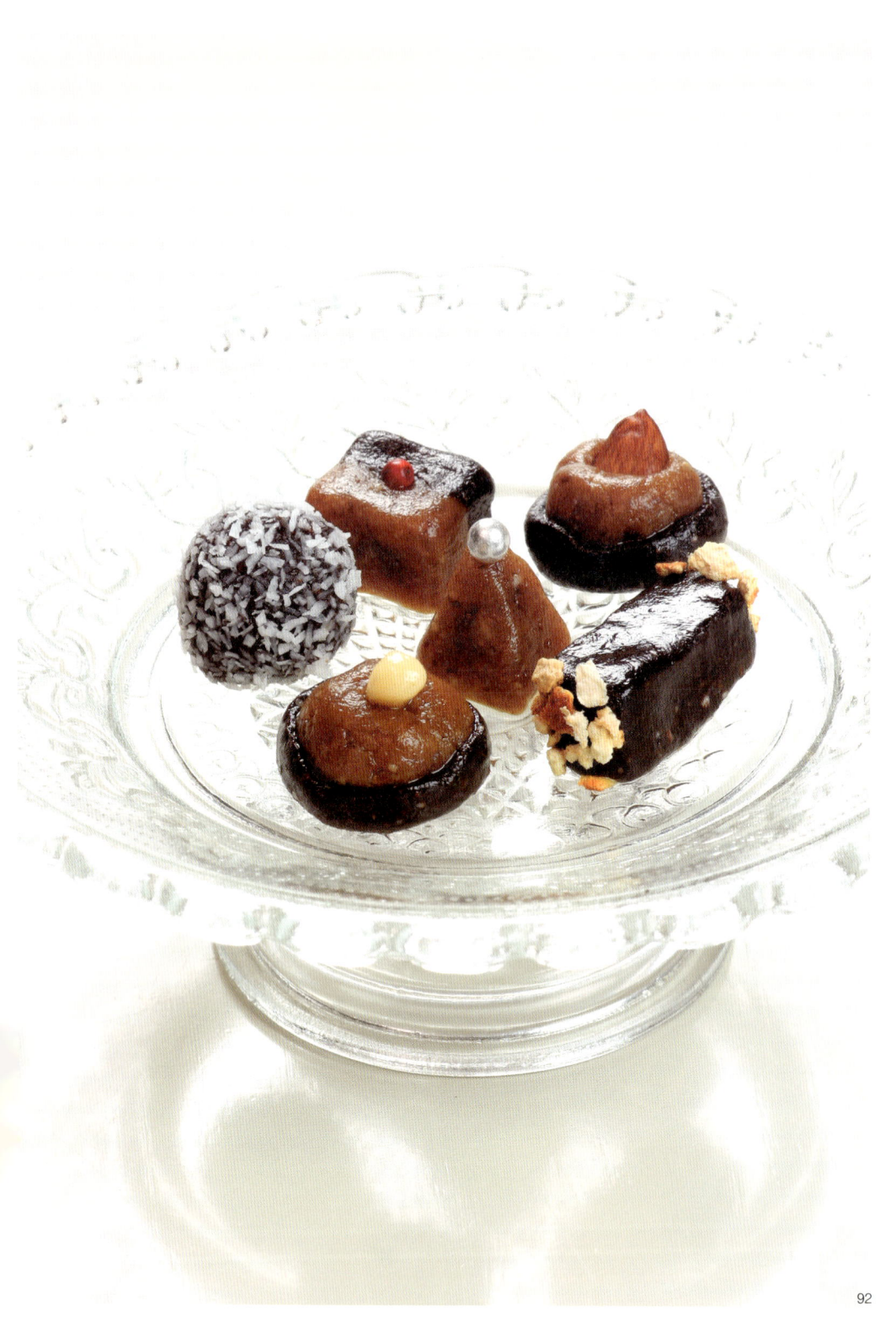

きちんと甘くて満足感いっぱい
キャラメル&トリュフ

キャラメル
材料（24個分）
- デーツ　1カップ
- 松の実　1カップ
- バニラエッセンス　少々

作り方
1．種をとって小さく切ったデーツと残りの材料をフードプロセッサーに入れ、なめらかに丸くまとまるまで混ぜ合わせる。混ぜすぎると松の実の油が大量に出てきてしまうので注意。
2．一口大に丸めて冷蔵庫で冷やす。

トリュフ
材料（24個分）
- ピーカンナッツ（またはカシューナッツ）　1/2カップ
- デーツ　2/3カップ
- レーズン　1/3カップ
- キャロブパウダー　1/3カップ
- なたね油　大さじ3

作り方
1．ピーカンナッツは一晩水につけたあと、よく洗い、ザルにあげて水気をきる。
2．1．と、種をとって小さく切ったデーツ、残りの材料をフードプロセッサーに入れ、なめらかに丸くまとまるまで混ぜる。
3．一口大に丸めて、キャラメルを包み、冷蔵庫で冷やす。好みでドライフルーツやナッツをのせる。

✿キャラメルもトリュフも冷凍庫で数か月間保存できるので、まとめて作っておきましょう。
✿松の実をフードプロセッサーにかけると出てくる油は、美肌にとても効果的。キャラメルを丸めながらこの油で手をマッサージすると、すべすべになります。

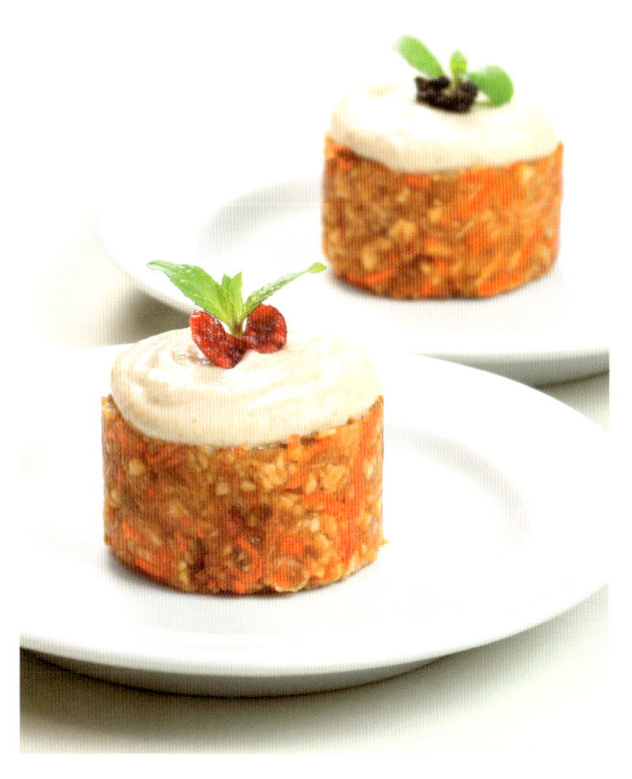

焼かない、蒸さない
りんごとにんじんのプディング

材料（5.5cm セルクル 3 個分）
- ドライアップル　1/2 カップ
- 干し柿　2 個
- りんご　1/2 個
- にんじん　1/5 本
- ナッツクリーム（p.88 参照）　大さじ 4
- 好みでシナモンパウダー、ナツメグパウダー　各少々
- あれば飾り用にカレンツ、クランベリー、ミントの葉　各適量

作り方
1．ドライアップルと干し柿は適当な大きさに切って、フードプロセッサーで混ぜ合わせる。
2．りんごとにんじんはせん切りにして、軽く水気をきる。
3．1．と 2．をボウルに入れ、好みでシナモンパウダー、ナツメグパウダーを加えて混ぜる。
4．3．をセルクルで抜いて器に盛り、上にナッツクリームをのせる。あれば、カレンツやクランベリー、ミントの葉を飾る。

✿ セルクル（底のない型）がない場合は、手で形作りましょう。

バナナアイスクリームのチョコレートソースがけ

自然な甘みが口の中で広がる

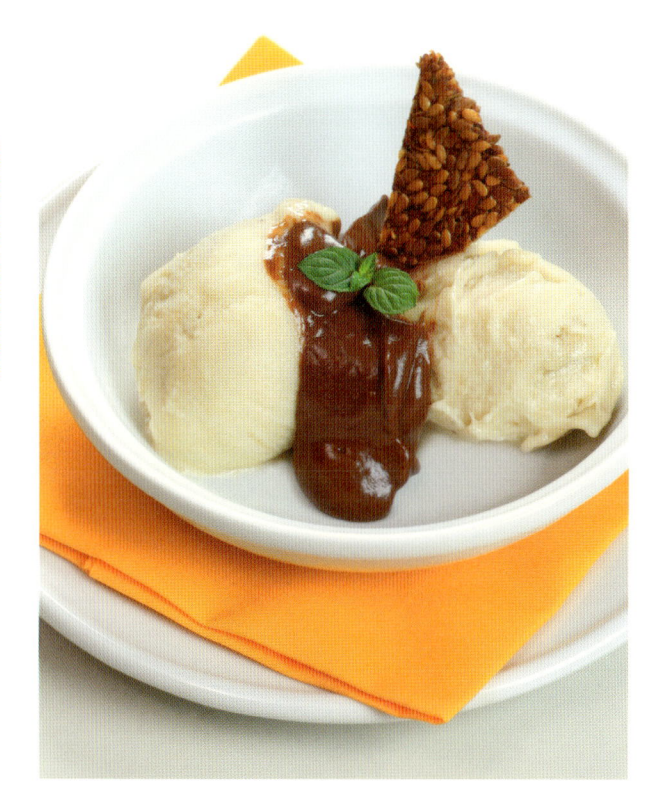

材料
バナナアイスクリーム
- バナナ　2本
- レモン汁　大さじ1

チョコレートソース
- アボカド　1個
- キャロブパウダー　1/3カップ
- メープルシロップ　1/3カップ
- バニラエッセンス　小さじ1
- シナモンパウダー　少々
- 水　大さじ2

作り方
1．バナナは一口大に切り、レモン汁をかけてラップで包み、冷凍庫で凍らせる。凍ったバナナを室温に出し、適度にやわらかくなったら、ジューサー（またはフードプロセッサー）にかけてなめらかにする。

2．アボカドは半分に切って種をとり、果肉をスプーンでかき出す。チョコレートソースの残りの材料といっしょにフードプロセッサーに入れ、なめらかになるまで混ぜる。必要があればさらに水を足して混ぜ、好みの濃度にする。

3．1．のアイスクリームを器に盛り、2．のチョコレートソースをかける。

✿バナナを凍らせても酵素は死にません。酵素は体温と同じ温度で一番活発になりますので、食べたあとに私たちの体の中で元気にはたらいてくれます。

✿パワーのあるジューサーやフードプロセッサーなら、カチカチに凍ったバナナを入れても大丈夫です。

Living Foods essey / 2

ニューヨークのリビングフード事情

アメリカではいま、大都市を中心にリビングフードやローフードのレストランやショップ、スクールが次々にオープン。生の野菜や果物が健康にとってどれだけ大切か、多くの人が気付きはじめ、意識が高まってきています。

ニューヨークの「クインテッセンス」や「ピュアフード＆ワイン」といった人気レストランが、生食とは思えない美しい "もどき料理" を紹介しているのも大きいでしょう。クインテッセンスのオーナー、ダン氏はこう話します。

「最近は、リビングフード初心者が興味をもってやってくるよ。はじめは健康食だからまずくてもしょうがないと思っているようだけど、口に入れて驚いているのがわかる。食べてみてようやく、僕の作るリビングフードが加熱料理とほとんど同じ味と食感であると気づくんだ」

もちろん、忙しいニューヨーカーは毎日リビングフードを作ったり、食べに行ったりはできません。そこで、生の野菜や果物が不足しがちなときは、スムージーやフレッシュジュースを飲んで酵素を補っているようです。

世界金融の中心地ウォール街では、いま、スムージーの屋台が大人気！健康に気を遣うエリートたちがスムージーを片手に出勤しています。ジョギングの途中で、スムージーを求める人の姿も見られます。

また、長期休暇にリビングフードをだすリゾート施設に宿泊したり、体験合宿に参加したりして、体をリセットする人も少なくありません。

私たちも、ニューヨーカーを見習って、生活の中に無理なくリビングフードを取り入れていきたいですね。

スムージー片手に出勤するウォール街のビジネスマン。

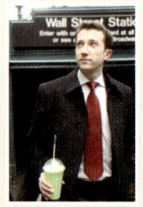

リビングフードの人気レストラン「クインテッセンス」のメニュー。

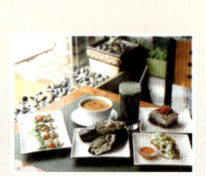

もっと知りたい
酵素食のこと

more about Living Foods

酵素をとりこむ食事のポイント

より効果的に生かすための
食や生活習慣のポイントをご紹介します

▼ まず、朝の習慣から変えていく

朝食は、消化しにくいものを食べると体に負担がかかってしまいます。多くのエネルギーを使うと、便秘がちになり、老廃物や毒素もたまりやすい体に。朝食はドリンクがおすすめですが、しっかり食べたい人は果物やサラダなどがよいでしょう。それでもお昼までにおなかがすくようなら、ナッツ類がおすすめです。

▼ 旬の有機無農薬野菜を選ぶ

生で食べるリビングフードの場合、できるだけ有機無農薬の野菜を使うのが理想的。農薬や化学肥料を使った野菜は、解毒するのに代謝酵素をムダ遣いしてしまいます。有機無

農薬であれば、栄養が豊富な皮の部分までムダなく食べられるのもメリット。普通の野菜はしっかり洗い、皮はむいて使いましょう。また、よくかむと、だ液の作用で農薬などの害が減るので、しっかりとかんで食べるようにします。

▼ おやつにもリビングフードを

おやつにもリビングフードの、果物やドライフルーツ、ナッツなどを少量食べるとよいでしょう。果物は切ってから時間がたつと酸化し、酵素が減るため、食べるときに皮をむいたりカットしたりすること。ドライフルーツは砂糖漬けではなく、シンプルにドライにしたものを選びます。ローストしたり揚げたりしたナッツは、脂肪分ばかりで酵素はまったくとれないので注意して。必ず生のナッツを選びましょう。

▼ 食事は酵素食から食べはじめる

1食の中で酵素食と加熱食の両方をとるときは、酵素食である生のものを先に食べること。食物酵素を先にとることで、あとから食べる加熱食の消化を助けることができるからです。外食のときも、サラダやつけ合わせの野菜、果物などを先に食べるようにするのがおすすめです。

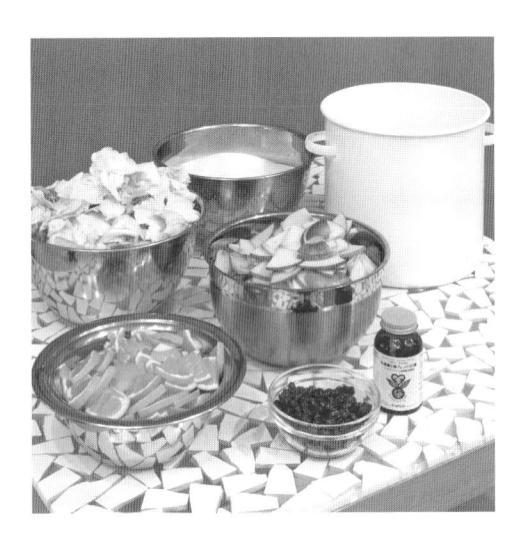

酵素ドリンクを作りましょう

いま大人気の酵素ドリンクは、旬の野菜や果物を発酵させて作ります。簡単に手作りすることができるので、ぜひ挑戦してみてください。

材料（4ℓ分）
- キャベツ　1600g（約½個）
- りんご　1500g（約5個）
- オレンジ　800g（約4個）
- レーズン（ワックスのついていないもの）　100g
- グラニュー糖　4400g
  （素材の合計量の1割増し）
- 乳酸菌パウダー　4g
  （素材の合計量の1000分の1）

保存容器（手で混ぜるため、口の広いものが使いやすい）
保存瓶（できれば遮光瓶）
ザル

✿ 野菜や果物は皮ごと使うため、できれば無農薬のものを選びましょう。
✿ 素材の合計量4kgで、酵素ドリンク用の原液が4ℓできます。
✿ 保存容器と保存瓶は熱湯消毒をしておきます。

キャベツとりんごの酵素ドリンクの作り方

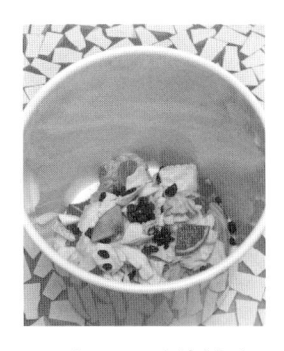

1. キャベツはざく切り、りんごとオレンジは皮も芯も除かず5mm程度の薄切りにする。保存容器の底にグラニュー糖400gを入れ、キャベツ、りんご、レーズンを合わせて400g入れる。

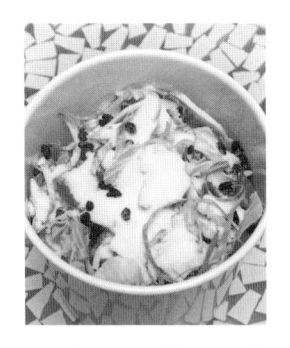

2. グラニュー糖400gを入れ、キャベツ、りんご、レーズンを合わせて400g入れるのをさらに9回くり返し（計10回）、最後に乳酸菌パウダーと残りのグラニュー糖400gをかける。

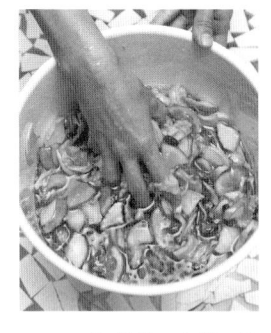

3. 20℃前後の室温に放置し、1日に1〜2回ほど中身を素手でよくかき混ぜる。

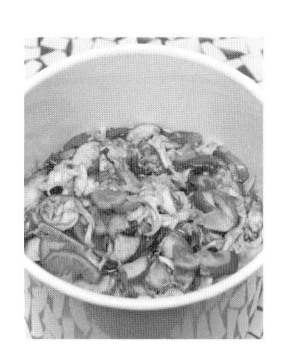

4. 夏なら1週間、冬の寒い時期は2週間ほどすると、①グラニュー糖は完全に溶けきり、②食材が縮んで浮かんできて、③かき混ぜるときに小さい泡が出るようになる。写真は発酵3日目の様子。

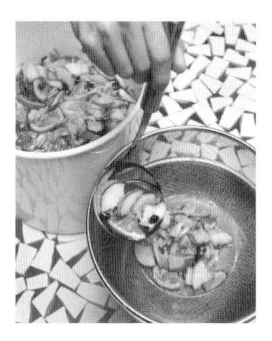

5. 4.の3つのポイントが確認できたら、ザルでこす。

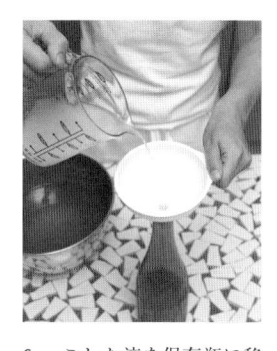

6. こした液を保存瓶に移して、冷暗所に保管する。長期保存の場合は冷蔵庫へ。発酵してできるガスの逃げ道のために、ふたはゆるめに締めるか、ガーゼをかぶせる。

酵素ドリンクQ&A

はじめて酵素ドリンクを手作りする方から
よくいただく質問にお答えします

Q. どのくらい保存できますか？

冷蔵庫保存で、状態がよければ数年の長期保存が可能です。ただし時間がたつとアルコール発酵に移行して味が変化しますので、1年ぐらいで飲みきるのがよいでしょう。

Q. どのようにして使えばいいですか？

出来上がった酵素原液を、お好みで水で6〜10倍に薄めて飲むのが酵素ドリンクの基本です。このほか、スムージーや豆乳に混ぜたり、発泡水で割ってレモンやライムを搾ったり、お酒で割ったり、シロップとしてヨーグルトなどにかけたりするのもおすすめ。もちろん甘味料としても使えますが、加熱すると酵素が失われるので注意しましょう。

Q. こした野菜や果物のカスは食べられますか？

こしたときに残った野菜や果物のカスは、シロップ漬けのようなもの。そのまま食べられます

Q. どんな野菜や果物がおすすめですか？

旬の野菜や果物なら何でもおいしくできますが、はじめての方は100ページでご紹介した材料から挑戦していただくとよいでしょう。レーズンを入れると、発酵が進みやすくなるのでおすすめです。そのほか、にんじん、かぼちゃ、かぶ、レモン、キウイフルーツ、いちごなどもよいでしょう。

Q. 白砂糖はからだに悪くないですか？

手作り酵素ドリンクでは、発酵をうながすために白砂糖（グラニュー糖）を使います。白砂糖は発酵の過程で、からだに必要な栄養素であるブドウ糖と果糖に分解され、代謝されやすくなりますので、いわゆる白砂糖の害は体内には残りません。黒砂糖や三温糖などは、ミネラル分などが発酵の妨げになってしまいますので使用しないでください。

Q. かき混ぜるときに手袋をしてもいいですか？

発酵をうながすために、私たちの手にすんでいる「常在菌」。常在菌の作用で、おいしくまろやかな味になり、また腸内環境改善や免疫力アップにもつながるといわれています。かき混ぜるのは素手で行ってください。

リジュベラックを作りましょう

別名「若返りのドリンク」ともいわれる酵素ドリンクです。
そのまま飲んだり、料理などに活用しましょう

　100ページでは、白砂糖と手の常在菌を利用して素材を発酵させて作る酵素ドリンクをご紹介しました。ここでは、また違う種類の手作り酵素ドリンクをご紹介しましょう。リビングフードの提唱者のひとりであるアン・ウィグモア博士おすすめの、「リジュベラック」と呼ばれる酵素ドリンクです。

　アン・ウィグモア博士は、リジュベラックを毎日飲みつづけたおかげで、真っ白だった髪の毛が80歳代にして黒く戻ったそうです。リジュベラックは別名「若返りのドリンク」といわれるのですが、それもうなずけますね。

　ウィグモア博士が飲んでいたのは小麦から作ったリジュベラックですが、ここでは簡単に失敗なく作れるキャベツのリジュベラックを紹介しましょう。効果は同じです。キャベツはビタミンCが豊富で、胃腸のはたらきを助けるビタミンUも含まれています。芯や外葉の部分も捨てずに、すべて使って作りましょう。

　リジュベラックは、リビングフードのスープやスムージーに加えたり、水の代わりに料

キャベツのリジュベラックの作り方

材料
無農薬のキャベツ1/4個(農薬のかかったものはなるべく内側の葉を使う)、水500mℓ

1. キャベツはざく切りにし、水といっしょにミキサーに入れてよく混ぜる。
2. ガラス製の容器に移し、ふたかラップをして、夏は3日、冬は5日ほど室温において発酵させる。
3. ガーゼなどでこしてキャベツのカスをとり除き、ガラスびんなどに入れて冷蔵庫で保存。3日で使い切るようにすること。

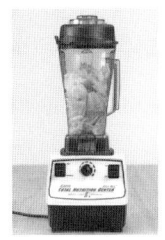

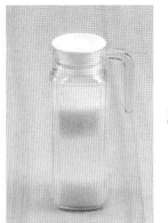

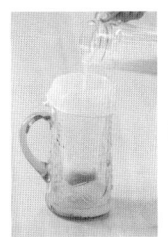

1.

2.

3.

理に使ったりすることも可能。キャベツで作るリジュベラックには、ザワークラウトのような軽い発酵臭があり、このにおいと有用菌を生かしてナッツチーズ作りにも使えます(p.74参照)。

できあがるまでには約3日かかりますが、室温によって発酵の進み具合が異なります。キャベツと水とが分離し、泡がフツフツと出て、すっぱいにおいがしているかどうかで、できあがりを確認してください。

あると便利な調理器具

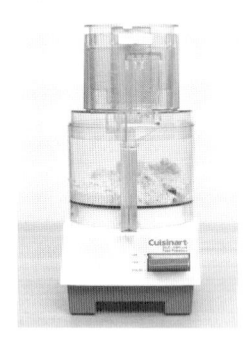

リビングフードは加熱しないため、調理はとても簡単。適した調理器具があれば、さらに簡単です

フードプロセッサー

混ぜる、みじん切りにする、ペースト状にする、こねるなどさまざまな場面で大活躍。大きな野菜は適当に切って入れます。新しく購入される方はパワーの強いものが便利。

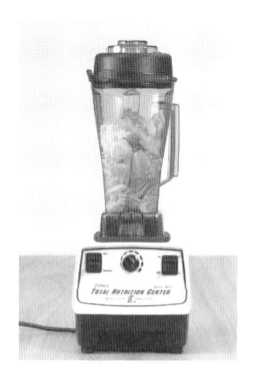

ミキサー

スムージーやスープ、ドレッシングやパスタソースなど水分の多いものを混ぜるときに。野菜や果物は適当な大きさに切って入れます。リビングフードでは1台あると便利。
(「バイタミックス」79800円／日本リビングフード協会)

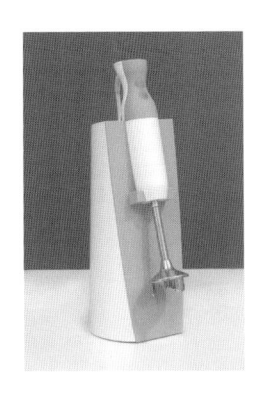

ハンディタイプの
フードプロセッサー

鍋の中で使ってスープを作ったり、グラスの中でスムージー、ボウルの中でドレッシングなど、使い方いろいろ。便利で料理の幅が広がります。
(「ブレンディア」21000円／貝印株式会社)

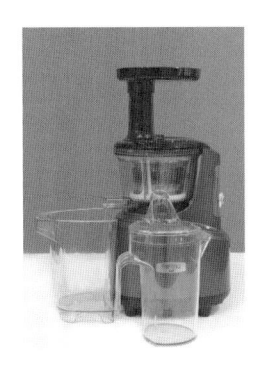

ジューサー

野菜や果物を「混ぜる」ミキサーに対し、「絞る」ことでジュースを作ります。栄養素や酵素の破壊を最小限に抑える低速回転タイプがおすすめです。
(「低速生絞りジューサー・フレビーナ」37800円／貝印株式会社)

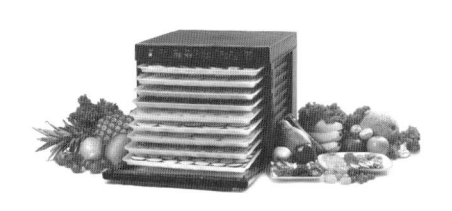

ディハイドレーター
（食品乾燥機）

日本ではなじみが薄いですが、専用の食品乾燥器を使えば、48℃以上にならず酵素を生かしたままドライにできます。天日干しよりカリッとした仕上がり。
(「セドナ」63000円／日本リビングフード協会)

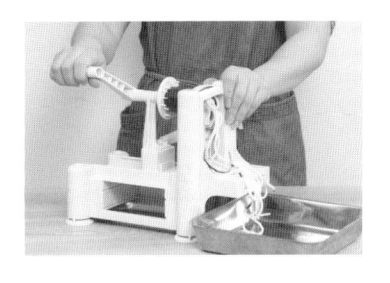

スパイローリー

ハンドルを回すだけで野菜がめん状にくるくるとカットされる器械。ズッキーニ、にんじん、大根など長さのある野菜が適しています。パスタやうどんなどに。
(「スパイローリー」7350円／日本リビングフード協会)

✿ 貝印株式会社　tel 0120-016-410
✿ 日本リビングフード協会　tel 03-6410-4463

酵素たっぷり・リビングフードQ&A

リビングフードに対する疑問にお答えします

Q.1 生野菜ばかり食べると、体を冷やしてしまいませんか？

A. 生野菜や果物を食べると、一時的には体が冷えます。けれども、食べ物は体内に入るとエネルギーに変わるので、新陳代謝のよい体であれば、すぐにエネルギーとして燃やすことができます。とくに生野菜は消化がよく、エネルギーに変換しやすいのがメリット。続けているうちに冷え性が改善されるのがわかるはずです。

ただし、冬に夏野菜をとることはおすすめしません。必ず国産の旬の食材を使うように心がけてください。

温野菜にはビタミン、ミネラルなどはあっても酵素は含まれていません。動物性食品ほどではありませんが、温野菜を消化するためにも体内酵素は必要です。その分、体内の代謝酵素が減って代謝が悪くなり、冷えの原因にもなってしまうのです。温野菜を食べれば一時的に体を温めることはできますが、そればかりでは、冷え性の根本的な改善策にはなりません。冷え性が心配な方は、ナッツや海藻類を多くしたり、夏の暑い時季からリビングフードに切り替えてみてはいかがでしょうか？

Q.2 リビングフードといっしょに、熱いお茶やスープを飲んでもよいでしょうか？

A. 食事中に飲み物をとると、消化液を薄めて消化器官に

負担がかかってしまうので、あまりおすすめできません。

リビングフードなら食べ物に十分な水分が含まれているので、温かいものであれ冷たいものであれ、基本的に飲み物は必要ないでしょう。

Q.3 お酒は飲んでもいいのでしょうか？

A. お酒のアルコールを分解するには、アルコール分解酵素が必要です。そのために体内酵素を使ってしまうため、酵素のムダ遣いとなってしまうのです。リビングフードとしてはあまりおすすめできませんが、我慢するのも体に悪いですから、お好きな方は適度に飲むのもよいでしょう。
お酒を飲むなら、蒸留酒ではなく、ワインや日本酒など酵母の発酵作用によって作られた醸造酒が

おすすめ。アメリカのローフードレストランでは、オーガニックワインが飲まれています。ビタミン、ミネラルがあり、栄養的にもすぐれているうえ、香りでリラックスできる効果もあります。
おつまみも、生のナッツやドライフルーツなどにするとなおよいですね。

Q.4 控えたほうがよい飲み物はありますか？

A. カフェインが多く含まれるコーヒーや紅茶類、炭酸飲料などは、胃液の分泌を増大させるので消化器官に負担がかかります。
コーヒーなどは嗜好品と考えて、たまに飲む程度にしたほうがよいでしょう。飲むなら食前や食後すぐは避け、食事から時間を空けてからにしましょう。
お茶が好きな方は、ハーブティーにかえてみるのもいいでしょう。ハーブティーはカフェインが

含まれていないので、空腹時に飲んでも胃を荒らす心配がありません。ビタミン、ミネラルが含まれています。

市販のハーブティーでもいいのですが、フレッシュハーブがある場合は、水出しで飲むのもおすすめ。ミント、ローズマリー、パセリ、セロリの葉など、生のままカップの水に入れるだけで、香りのよいドリンクになります。

Q.5 豆類はどのようにして食べますか？豆腐などもよいのでしょうか？

A. 豆類はゆでずに、数日間浸水させてスプラウトさせてからいただきます。レンズ豆は1〜2日、緑豆は4〜5日、ひよこ豆や小豆は5〜7日が浸水の目安

109

です。

発酵食品であるみそや納豆はリビングフード的にもおすすめの食材ですが、同じ大豆製品でも、豆腐やおからは発酵させていないのでリビングフードではありません。

Q.6 納豆やキムチなどは温かいご飯といっしょに食べたいのですが…

A. 無理して100％切り替える必要はありません。
納豆やキムチに含まれる酵素が加熱食の消化を助けてくれるので、温かいご飯といっしょにいただいても効果はあります。

Q.7 リビングフードでダイエットするなら、どのくらいの期間が必要ですか？ 普通の食生活に戻したら、リバウンドしませんか？

A. リビングフードは「食事量制限のないダイエット」ともいわれます。
体調や体質による個人差はありますが、だいたいは2〜3日で腸内環境が整い、便通に改善が見られます。さらに続けていると、消化酵素が節約されるぶん、代謝酵素としてはたらいてくれるようになるため、新陳代謝が上がって自然に体重が減ります。

1日2食以上をリビングフードにすれば、約1週間後から体重は減りはじめるでしょう。理想体重になったら、リビングフードの割合を減らしていっても大丈夫。朝食代わりや空腹のときにリジュベラックを飲むのも、手軽なダイエット法としておすすめです。

リビングフードにすると太りにくい体質になるため、普通の食事に戻しても急激なリバウンドはありません。ただ健康維持やアンチエイジングのためにも、少しずつでもリビングフードを続けていくとよいでしょう。

Q.8 果物やナッツ類を多く食べると、太りそうで心配です。

A. 果物や生のナッツは、糖分や脂肪分が酵素といっしょにとれるため、エネルギーに転換されやすいので、脂肪として蓄積

されにくくなります。

ただし、ダイエットを考えるなら、果物（とくに糖分の多いバナナやパパイア、柿など）やナッツのとりすぎはやはり控えたほうがいいでしょう。また、食べるなら、排泄の時間帯の朝にするのがよいでしょう。

Q.9 肉や魚をまったく食べなくても栄養的に大丈夫ですか？

A. ベジタリアン食には良質のたんぱく質が含まれているため、動物性食品を食べなくても問題はありません。

肉や魚は消化に時間がかかり、腸内に毒素として残りやすいものです。一部の栄養学者からは、現代人は動物性たんぱく質のとりすぎであるという指摘があります。また、アレルギー体質の人が増えているのも、たんぱく質の過剰摂取が原因であると考えられているのです。

人間の歯の構造は肉食動物より も草食動物に似ており、さらに動物性たんぱく質分解酵素をあまりもっていないこともわかっています。

これらのことから見ても、体に負担をかける動物性たんぱく質は控えたほうがよいといえます。

Q.10 リビングフードにしないほうがいい人はいますか？

A. リビングフードは自然な食事法なので、どんな人でも行うことができます。小さな子ども、成長期の子ども、妊婦さん、年配の方と、誰がしても問題はありません。

ただし、アレルギー体質のために、ナッツや特定の野菜、果物が食べられない人もいます。その場合、自分の体質に合わせて食材を選ぶ必要が出てきます。目的や体調などにも合わせて、使う食材や量を加減するとよいでしょう。

Q.11 市販の酵素ドリンクや酵素のサプリメントなどは、どのようにとり入れるのが効果的ですか？

A. 酵素ドリンクやサプリメントは、食前20分前ぐらいに飲むとよいでしょう。食べすぎたときに食後に飲むのも、消化を助ける効果があります。

食事で生ものが食べられないとき、旅行中などに、補助的に使うのも便利です。

p.23 掲載のおすすめ調味料の問い合わせ先

「海の精　あらしお」
240g　630 円　海の精株式会社
（tel 03-3227-5601）

「手づくり生しょうゆ」
1ℓ　1365 円　リマネットショップ
（tel 0120-328-515）

「オメガニュートリジョンのごま油」
946ml　3570 円　魂の商材屋
（tel 03-3576-6037）

「アレガニ　メープルシロップ」
330g　1260 円　株式会社ミトク
（tel 0120-744-441）

「オーガニック・ネクターズ　ロー・アガベ・シロップ」
482g　2280 円
日本リビングフード協会
（tel 03-6410-4463）

「アルチェネロ　有機エキストラヴァージンオリーブオイル」
250㎖　1155 円　輸入＝日仏貿易株式会社
（tel 0120-003-092）

「有機キャロブパウダー」
300g　378 円　わらべ村
（tel 0574-54-1355）

「食養豆みそ」
1kg　1354 円　リマネットショップ
（tel 0120-328-515）

「甘みそ」
250g　410 円　海の精株式会社
（tel 03-3227-5601）

価格は 2013 年 4 月現在のもので、税込表示です。

協力

✿貝印株式会社
キッチン用品、製菓用品、刃物等、使いやすくデザイン性も高い製品が多数。
tel 0120-016-410
http://www.kai-group.com/

✿らでぃっしゅぼーや
安全でおいしい有機・低農薬野菜と無添加食品の会員制宅配サービス。
tel 0120-831-375
http://www.radishbo-ya.co.jp

✿リマネットショップ
高品質でおいしい自然食品やマクロビオティックフーズの通信販売。オーサワジャパン全商品取り扱い。
tel 0120-328-515
http://www.lima-netshop.jp

リマ東北沢店　tel 03-3465-5021
リマ新宿店　tel 03-6304-2005

本書は、2006 年にリヨン社より発行された『リビングフードをはじめましょう』をもとに、全体を加筆修正したものです。

やせる！美肌になる！きれいになる！

酵素たっぷりレシピ
〜リビングフードをはじめましょう〜

著者　いとうゆき

発行　株式会社二見書房
　　　東京都千代田区三崎町 2-18-11
電話　03-3515-2311（営業）
　　　03-3515-2313（編集）
振替　00170-4-2639

印刷・製本　図書印刷株式会社

©Yuki Itoh 2013, Printed in Japan
定価・発行日はカバーに表示してあります。
落丁・乱丁本は、お取り替えいたします。
ISBN 978-4-576-13078-1
http://www.futami.co.jp